Kohlhammer

Forensische Psychiatrie im Dialog
Interdisziplinäre Impulse für Wissenschaft und Praxis

Herausgegeben von Jürgen Müller, Sabine Nowara,
Margret Spaniol und Matthias Koller

Eine Übersicht aller lieferbaren und im Buchhandel angekündigten Bände der Reihe finden Sie unter:

 https://shop.kohlhammer.de/forensische-psychiatrie-reihe

Die Herausgeber

Jürgen L. Müller, Univ.-Prof. Dr. med., Facharzt für Neurologie sowie Psychiatrie und Psychotherapie, war nach Erwerb der Facharztqualifikation an den Universitätskliniken des Saarlandes an den Universitäten Bern, Regensburg und Göttingen tätig. Er ist seit 2010 Sprecher des Referats Forensische Psychiatrie der DGPPN, seit 2014 Vorsitzender des Zertifizierungsausschusses der DGPPN und seit 2019 Beisitzer im Vorstand der DGPPN.

Matthias Koller war Vorsitzender Richter am Landgericht Göttingen. Richterliche Tätigkeit insbesondere in Straf- und Strafvollstreckungskammern sowie in Unterbringungssachen. Sachverständiger in parlamentarischen Anhörungen zum Maßregelrecht und zum Psychisch-Kranken-Hilfe-Recht. Von 2008 bis 2017 Mitglied des niedersächsischen Psychiatrieausschusses. Seit 2023 Vorsitzender der Besuchskommission für den Maßregelvollzug in Niedersachsen. Mitarbeit in Arbeitsgruppen der DGPPN.

Jürgen L. Müller
Matthias Koller
(Hrsg.)

Maßregeln auf dem Prüfstand

Ist die Unterbringung im psychiatrischen Krankenhaus nach § 63 StGB reformbedürftig?

Verlag W. Kohlhammer

Dieses Werk einschließlich aller seiner Teile ist urheberrechtlich geschützt. Jede Verwendung außerhalb der engen Grenzen des Urheberrechts ist ohne Zustimmung des Verlags unzulässig und strafbar. Das gilt insbesondere für Vervielfältigungen, Übersetzungen und für die Einspeicherung und Verarbeitung in elektronischen Systemen.

Pharmakologische Daten verändern sich ständig. Verlag und Autoren tragen dafür Sorge, dass alle gemachten Angaben dem derzeitigen Wissensstand entsprechen. Eine Haftung hierfür kann jedoch nicht übernommen werden. Es empfiehlt sich, die Angaben anhand des Beipackzettels und der entsprechenden Fachinformationen zu überprüfen. Aufgrund der Auswahl häufig angewendeter Arzneimittel besteht kein Anspruch auf Vollständigkeit.

Die Wiedergabe von Warenbezeichnungen, Handelsnamen und sonstigen Kennzeichen berechtigt nicht zu der Annahme, dass diese frei benutzt werden dürfen. Vielmehr kann es sich auch dann um eingetragene Warenzeichen oder sonstige geschützte Kennzeichen handeln, wenn sie nicht eigens als solche gekennzeichnet sind.

Es konnten nicht alle Rechtsinhaber von Abbildungen ermittelt werden. Sollte dem Verlag gegenüber der Nachweis der Rechtsinhaberschaft geführt werden, wird das branchenübliche Honorar nachträglich gezahlt.

Dieses Werk enthält Hinweise/Links zu externen Websites Dritter, auf deren Inhalt der Verlag keinen Einfluss hat und die der Haftung der jeweiligen Seitenanbieter oder -betreiber unterliegen. Zum Zeitpunkt der Verlinkung wurden die externen Websites auf mögliche Rechtsverstöße überprüft und dabei keine Rechtsverletzung festgestellt. Ohne konkrete Hinweise auf eine solche Rechtsverletzung ist eine permanente inhaltliche Kontrolle der verlinkten Seiten nicht zumutbar. Sollten jedoch Rechtsverletzungen bekannt werden, werden die betroffenen externen Links soweit möglich unverzüglich entfernt.

1. Auflage 2025

Alle Rechte vorbehalten
© W. Kohlhammer GmbH, Stuttgart
Gesamtherstellung: W. Kohlhammer GmbH, Stuttgart

Print:
ISBN 978-3-17-035984-0

E-Book-Formate:
pdf: ISBN 978-3-17-035985-7
epub: ISBN 978-3-17-035986-4

Geleitwort zur Reihe

Nach den Auswirkungen psychischer Erkrankungen oder besonderer psychischer Zustände und dem angemessenen Umgang damit wird immer wieder gefragt, wenn es zu Straftaten gekommen ist, eine mögliche Gefährdungslage eingeschätzt werden muss oder wenn sonst für das Zusammenleben relevante Fähigkeiten (z. B. Geschäftsfähigkeit, Einwilligungsfähigkeit etc.) einzuordnen sind. Gefragt wird zunehmend auch nach den Rahmenbedingungen, Möglichkeiten und Grenzen der psychiatrisch-psychotherapeutischen Intervention in diesen Fällen. Die Beantwortung dieser Fragen führt an die Schnittstelle von (Forensischer) Psychiatrie und Psychologie auf der einen Seite und Rechtswissenschaften sowie Rechtspraxis auf der anderen Seite. Je nach Fragestellung sind auch Kriminologie, Rechtsmedizin, Suchtmedizin und weitere Fachgebiete angesprochen.

Forensisch-psychiatrische Sachverhalte und Fragestellungen verlangen nach einem beständigen Dialog der beteiligten Fachdisziplinen. Die vorliegende Buchreihe nimmt diesen Dialog auf. Sie beschäftigt sich mit Konstellationen, die ebenso alltäglich wie ganz spezifisch sein können, denen aber gemeinsam ist, dass die von ihnen aufgeworfenen Fragen von einem Fachgebiet allein nicht differenziert beantwortet werden können. Dabei geht es um Konstellationen, die vielfach lebensentscheidende Auswirkungen auf ein individuelles Schicksal haben und die nicht selten auch ein erhebliches öffentliches Interesse auf sich ziehen und eine bedeutende Breitenwirksamkeit entfalten.

Ziel der Reihe ist es, aktuelle, praxisrelevante und kontroverse forensische Themen im interdisziplinären Schnittmengenbereich sowohl wissenschaftlich fundiert als auch für eine breitere fachlich interessierte Leserschaft gut verständlich zu behandeln. Die einzelnen Bände sollen dabei mehr Raum für eine differenzierte interdisziplinäre Aufarbeitung der angesprochenen Fragestellungen bieten, als dies in etablierten wissenschaftlichen Journalen oder in einem Kapitel eines größeren Lehrbuchs üblicherweise möglich ist. In geeigneten Fällen sollen sie auch den Blick über die Grenzen und auf Lösungswege ermöglichen, die unter anderen kulturellen, rechtlichen oder tatsächlichen Rahmenbedingungen gefunden worden sind. Gleichzeitig sollen sie nach Umfang und Art der Darstellung aber für ihre Leser gut »zu bewältigen« bleiben.

Im Idealfall können sich aus dem interdisziplinären Dialog neue wissenschaftliche wie praxisrelevante Impulse für die beteiligten Fächer ergeben und die Interdisziplinarität damit auch auf die Herkunftsfächer zurückwirken. Ein besonderes Anliegen ist es den Herausgebern, den Blick für die Vielschichtigkeit der forensisch-psychiatrischen Problemstellungen zu schärfen und die Diskussion gerade besonders öffentlichkeitswirksamer Sachverhalte zu versachlichen.

Jürgen L. Müller, Sabine Nowara, Margret Spaniol und Matthias Koller

Verzeichnis der Autorinnen und Autoren

Harald Dreßing, Prof. Dr. med.
Zentralinstitut für Seelische Gesundheit
J 5; 68159 Mannheim
harald.dressing@zi-mannheim.de

Elmar Habermeyer, Prof. Dr. med.
Psychiatrische Universitätsklinik Zürich
Forensische Psychiatrie und Psychotherapie
Lenggstrasse 31, Postfach 363, CH-8032 Zürich
elmar.habermeyer@pukzh.ch

Friederike Höfer, Dr. med.
Psychiatrische Universitätsklinik Zürich
Forensische Psychiatrie und Psychotherapie
Zentrum für Ambulante Forensische Therapie
Ambulante Forensische Therapie Erwachsenenforensik
Lenggstrasse 31, Postfach 363, CH-8032 Zürich, CH
friederike.hoefer@pukzh.ch

Tilmann Hollweg, Dipl.-Psych., Psych. Psychotherapeut
Landesrat
LWL-Maßregelvollzugsdezernent
Landschaftsverband Westfalen-Lippe (LWL), LWL-Maßregelvollzugsabteilung Westfalen
Hörsterplatz 2, 48133 Münster
tilmann.hollweg@lwl.org

Heinz Kammeier, Dr. jur.
kammeier-muenster@t-online.de

Matthias Koller
Vorsitzender Richter am Landgericht a. D.
früher Landgericht Göttingen
mkoller.goe@gmail.com

Ramon Krüger, LL.M.
Landschaftsverband Rheinland
Fachbereichsleiter 83
Hermann-Pünder-Str. 1, 50679 Köln
ramon.krueger@lvr.de

Jürgen L. Müller, Prof. Dr. med.
Schwerpunktprofessur für Forenssiche Psychiatrie
Universitätmedizin Göttingen
Rosdorfer Weg 70, 37070 Göttingen
j.mueller@med.uni-goettingen.de

Hans-Joachim Salize, Prof. Dr. med.
Zentralinstitut für Seelische Gesundheit
D 6, 68159 Mannheim
hans-joachim.salize@zi-mannheim.de

Thomas Stompe, Prof. Dr. med.
Universitätsklinik für Psychiatrie und Psychotherapie
Medizinische Universität Wien
Währinger Gürtel 18–20, A-1090 Wien
thomas.stompe@meduniwien.ac.at

Thierry Urwyler, MSc., Dr. jur.
Forensische Psychologie, Justizvollzug & Wiedereingliederung
Hohlstrasse 552, CH-8090 Zürich
sowie
Universität Zürich
thierry.urwyler@uzh.ch

Inhalt

Geleitwort zur Reihe 5

Verzeichnis der Autorinnen und Autoren 7

Teil I – Zur Ausgangslage

1 Die strafrechtliche Unterbringung in einem psychiatrischen Krankenhaus: gestern, heute – und morgen? 15
Matthias Koller

Teil II Internationale Entwicklungen

2 Das System der Schweizer Maßnahmen – eine Übersicht 37
Friederike Höfer, Thierry Urwyler und Elmar Habermeyer

3 Das österreichische Maßnahmenvollzugsanpassungsgesetz 2022 60
Thomas Stompe

4 Forensische Psychiatrie in den Mitgliedsstaaten der Europäischen Union 86
Harald Dreßing und Hans-Joachim Salize

11

Teil III Ist das deutsche Maßregelrecht reformbedürftig?

5 Zur Transformation der Maßregel nach § 63 StGB –
ausgehend von den Forderungen der Deutschen
Gesellschaft für Soziale Psychiatrie e.V. 97
Heinz Kammeier

6 Alles gut genug? Zur Legitimationskrise des
psychiatrischen Maßregelvollzugs 133
Jürgen L. Müller

7 Reformüberlegungen der
Bundesarbeitsgemeinschaft der Träger
Psychiatrischer Krankenhäuser (BAG Psychiatrie) ... 168
Tilmann Hollweg

Teil IV Ökonomische Aspekte

8 Die Kosten der verstärkten Kontrolle –
Finanzierungsrelevanter Einfluss der Novellierung
des § 63 StGB 189
Ramon Krüger

Teil I – Zur Ausgangslage

1 Die strafrechtliche Unterbringung in einem psychiatrischen Krankenhaus: gestern, heute – und morgen?

Matthias Koller

1.1 Der Weg zum zweispurigen Strafrecht

Das deutsche Strafrecht verfolgt zwei Spuren der Reaktion auf rechtswidrige Taten, die den Tatbestand eines Strafgesetzes erfüllen: die Spur der vergeltenden und Schuld ausgleichenden Bestrafung und die Spur der präventiven Unterbringung zur Besserung und Sicherung.

Das war nicht immer so. Ursprünglich kannte das deutsche Reichsstrafgesetzbuch nur die eine Spur des dem Vergeltungsgedanken verpflichteten Strafens.

Mit seiner als »Marburger Programm« berühmt gewordenen Marburger Antrittsvorlesung über den »Zweckgedanke[n] im Strafrecht« gab der in Österreich geborene und in Deutschland lehrende Rechtswissenschaftler und nachmalige Reichstagsabgeordnete *Franz von Liszt* 1882 dann allerdings einen entscheidenden Anstoß zur Ausbildung eines zweispurigen Sanktionssystems im Strafrecht. Dabei ging es *von Liszt* anfangs tatsächlich nur um die Strafe und darum, ob diese »als *Vergeltung* begriffsnotwendige Folge des Verbrechens oder ob sie als Form des *Rechtsgüterschutzes* zweckbewußte Schöpfung und zielbewußte Funktion der staatlichen Gesellschaft« sei und ob sie ihren zureichenden Grund allein »in der Sühne der *Vergangenheit* – quia peccatum est – […] oder […] in der Wirkung auf die *Zukunft* – ne peccetur –« finde (v. Liszt 1883, S. 1). *Von Liszt* wollte beide Aspekte – den im reinen Vergeltungs- und Sühnegedanken wurzelnden »absoluten Ursprung« der Strafe und ihre Weiterentwicklung durch den Zweckgedanken – in einer »Vereinigungstheorie« zusammenführen (v. Liszt 1883, S. 7). »Die möglichen wesentlichen Wirkungen der Strafe und damit zugleich die möglichen Formen des Rechtsgüterschutzes durch Strafe« erblickte er dabei in der »Besserung der besserungsfähigen und besserungsbedürftigen Verbrecher«, in der »Abschreckung der nicht besserungsbedürftigen Verbrecher« sowie in der »Unschädlichmachung der nicht besserungsfähigen Verbrecher« durch »Einsperren« zum Schutz der Gesellschaft auf Lebenszeit oder doch auf unbestimmte Zeit (v. Liszt 1883, S. 35 f., 39).

Die Diskussion der folgenden Jahre und Jahrzehnte brachte dann die weitere Ausdifferenzierung dieses Ansatzes. Diejenigen, die Strafe weiterhin als reine Vergeltungsstrafe verstehen wollten, wandten gegen ein am präventiven Rechtsgüterschutz ausgerichtetes Strafen ein, dass die Strafe nach Art und Maß der Schwere der begangenen Tat entsprechen müsse und daher die Berücksichtigung der Gemeingefährlichkeit des Täters die Forderungen der Gerechtigkeit verletzen und eine Anhaltung auf unbestimmte Zeit dem innersten Wesen der Strafe widersprechen würde. »Die allmähliche Klärung der Meinungen« führte aber dazu, »dass auch von dieser Seite einer in der Dauer unbestimmten Anhaltung dieser Personen *nach* Verbüssung der Strafe zugestimmt wurde; nur soll es sich dabei nicht mehr um Strafe, sondern um eine ›sichernde Massnahme‹ handeln.« (v. Liszt 1914, S. 199). Rechtsdogmatisch war das sicher mehr als ein bloßer »Streit um die Terminologie«, wie *von Liszt* lakonisch formulierte (a. a. O.) – es war die Grundlegung der zweiten Spur des Strafrechts, nämlich der präventiven Maßregeln.

Zugleich war damit das Tor für die sichernde strafrechtliche Unterbringung von Tätern eröffnet, die Rechtsgutsverletzungen begangen hatten, als »gemeingefährlich« eingeschätzt wurden, jedoch »bisher wegen mangelnder Zurechnungsfähigkeit freigesprochen werden müssen, ohne dass irgend welche Massregeln zum Schutze der Gesellschaft getroffen werden können.« (v. Liszt 1914, S. 200). Gebahnt war damit außerdem der Weg zur Maßregel-Unterbringung »vermindert zurechnungsfähige[r] Personen«, die als »gemeingefährlich« eingeschätzt wurden. Als unbefriedigend wurde es nämlich empfunden, dass vermindert zurechnungsfähigen Tätern zwar eine Strafmilderung gewährt werden konnte, dass diese Täter dann aber nach Verbüßung der gemilderten Strafe auch bei fortbestehender Gefährlichkeit auf freien Fuß gesetzt werden mussten. Dem sollte durch die Ermöglichung einer Unterbringung in einer öffentlichen Heil- oder Pflegeanstalt nach Verbüßung der Strafe begegnet werden.

1 Die strafrechtliche Unterbringung in einem psychiatrischen Krankenhaus

Schließlich sollte auch eine zeitlich auf höchstens zwei Jahre befristete Unterbringung zurechnungsunfähiger und gemindert zurechnungsfähiger und als gefährlich eingeschätzter Alkoholiker in einer Trinkerheilanstalt ermöglicht werden (v. Liszt 1914, S. 200).

Bemerkenswert ist, dass und wie *von Liszt* seine Überlegungen breit fundierte. Er beschränkte sich keineswegs auf eine Auseinandersetzung mit den »gängigen« philosophischen Begründungen des Strafens, etwa durch *Kant, Hegel, Fichte* und *Feuerbach*, und deren Auswertung durch die Strafrechtswissenschaft. Vielmehr berücksichtigte er auch Ergebnisse der verfügbaren Kriminal- und insbesondere der Rückfallstatistik, der er einen Anstieg des prozentualen Anteils der Rückfälligen an der Gesamtzahl der Verurteilten und eine hohe Vorstrafenbelastung der Inhaftierten in Württemberg und Preußen entnahm, die nach seiner Auffassung für die Erforderlichkeit sichernder Maßnahmen zum Schutz der Gesellschaft sprachen (v. Liszt 1883, S. 37 f.).

Bemerkenswert ist außerdem, dass die lebhafte Diskussion keineswegs auf Deutschland begrenzt war, sondern von Anfang an auch Österreich und die Schweiz einbezog. So legte der Schweizer Strafrechtler *Carl Stooss* bereits 1893 einen »Vorentwurf zu einem Schweizerischen Strafgesetzbuch« vor (Stooss 1893), der vorsah, »Unzurechnungsfähige« und »vermindert Zurechnungsfähige« in einer »Anstalt« – gemeint war: in einer psychiatrischen Einrichtung, in der damaligen Terminologie: einer »Irrenanstalt« –, zu »verwahren«, wenn und solange die öffentliche Sicherheit dies erforderte (Art. 10), Trinker unabhängig von einer Bestrafung, also auch bei Unzurechnungsfähigkeit, für bis zu zwei Jahren in einer Heilanstalt für Trinker unterzubringen, wenn dies geboten erschien (Art. 26), und gegen rückfällige Verbrecher die Verwahrung auf 10–20 Jahre zu verfügen (Art. 23 und 40). Und auch in Österreich und Deutschland wurden schon früh eine ganze Reihe von – teilweise aufeinander abgestimmten – Entwürfen zur Einführung eines zweispuriges Sanktionensystems diskutiert.

In der Schweiz wurden die Ansätze aus dem *Stooss'schen* Vorentwurf nach weiterer Diskussion und Bearbeitung schließlich durch das Schweizerische Strafgesetzbuch vom 21. Dezember 1937 (Bundesblatt vom 29. Dezember 1937, Bd. III, S. 625) in Gesetzesrecht umgesetzt, das am 1. Januar 1942 in Kraft trat und damit zugleich die bis dahin bestehenden kantonalen Regelungen außer Kraft setzte. Seither sind die Bestimmungen des Schweizerischen Strafgesetzbuches, auch soweit sie das Maßnahmenrecht betreffen, zwar wiederholt überarbeitet und angepasst worden. An dem zweispurigen System von Strafen und Maßnahmen ist dabei aber festgehalten worden. Allerdings knüpft der Gesetzestext in seiner aktuellen Fassung (Stand 01. Juli 2024) für die Anordnung der stationären Behandlung von psychischen Störungen nicht mehr an die Feststellung der Schuldunfähigkeit oder verminderten Schuldfähigkeit des Täters an. Vielmehr kann das Gericht eine stationäre Behandlung anordnen, wenn »der Täter psychisch schwer gestört« ist und seine Tat und seine Gefährlichkeit mit seiner psychischen Störung in Zusammenhang stehen (Art. 59 Abs. 1 StGB-CH). Auf dieser Grundlage können auch schuldunfähige und vermindert schuldfähige Täter weiterhin in einer stationären therapeutischen Einrichtung untergebracht werden (vgl. Art. 19 Abs. 3 StGB-CH).

In Österreich wurden die Überlegungen zu einem zweispurigen Sanktionensystem letztlich erst im Zuge der großen Strafrechtsreform durch das Bundesgesetz vom 23. Jänner 1974 (Bundesgesetzblatt für die Republik Österreich vom 29. Jänner 1974, S. 641) mit Wirkung zum 1. Januar 1975 umgesetzt, das als vorbeugende Maßnahmen nunmehr die Unterbringung in einer Anstalt für geistig abnorme Rechtsbrecher (§ 21 öStGB), in einer Anstalt für entwöhnungsbedürftige Rechtsbrecher (§ 22 öStGB) sowie in einer Anstalt für gefährliche Rückfallstäter (§ 23 öStGB) vorsah. Insbesondere die Unterbringung in einer Anstalt für geistig abnorme Rechtsbrecher sollte danach – bei entsprechender Gefährlichkeit – sowohl gegen zurechnungsunfähige als auch gegen solche Täter angeordnet werden, die eine Tat »ohne zurechnungsunfähig zu sein, unter dem Einfluss seiner geistigen oder seelischen Abartigkeit von höherem Grad« begangen hatten; auf die Feststellung einer (erheblich) verminderten Zurechnungsfähigkeit kam es in diesem Fall nicht an. Auch das Maßnahmenrecht des österreichischen Strafgesetzbuchs hat seither eine Reihe von Änderungen erfahren (vgl. die Erläuterungen zur Regierungsvorlage eines Maßnahmenvollzugsanpassungsgesetzes 2022, 1789 der Beilagen XXVII. GP, S. 1 f.), zuletzt durch das Maßnahmenvollzugsanpassungsgesetz 2022, das jetzt übrigens von der »Strafrechtliche[n] Unterbringung in einem forensisch-therapeutischen Zentrum« und der Tatbegehung »unter dem maßgeblichen Einfluss einer schwerwiegenden und nachhaltigen psychischen Störung«

spricht (Bundesgesetzblatt für die Republik Österreich Teil I vom 30. Dezember 2022). An der Zweispurigkeit von Strafen und Maßnahmen und den genannten weiteren Grundzügen hat sich dadurch aber nichts geändert.

Deutschland führte ein zweispuriges Sanktionensystem schon vor der Schweiz und Österreich ein – mit dem »Gesetz gegen gefährliche Gewohnheitsverbrecher und über Maßregeln der Sicherung und Besserung« vom 24. November 1933, das zum 1. Januar 1934 in Kraft trat (RGBl. 1933 Teil I vom 27. November 1933, S. 995). In das Strafgesetzbuch eingefügt wurden unter anderem die Maßregeln der Unterbringung in einer Heil- oder Pflegeanstalt (§ 42b StGB a. F.), in einer Trinkerheilanstalt oder einer Entziehungsanstalt (§ 42c StGB a. F.) und in der Sicherungsverwahrung (§ 42e StGB a. F.). Die – unbefristete – Unterbringung in einer Heil- oder Pflegeanstalt war danach anzuordnen, wenn jemand eine mit Strafe bedrohte Handlung – bei der es sich nicht nur um eine sog. Übertretung handelte – »im Zustand der Zurechnungsunfähigkeit [...] oder der verminderten Zurechnungsfähigkeit [...] begangen« hatte und »die öffentliche Sicherheit es erfordert.« (§§ 42b und f StGB a. F.).

Durch das Kontrollratsgesetz Nr. 11 des Alliierten Kontrollrats vom 30. Januar 1946 wurde die durch das »Gewohnheitsverbrechergesetz« ebenfalls eingefügte, nationalsozialistischem Denken verhaftete Maßregel der »Entmannung gefährlicher Sittlichkeitsverbrecher« (§ 42k StGB) aufgehoben (Kontrollrat 1946). Im Übrigen blieb das Maßregelrecht bis zur großen Strafrechtsreform 1969/1975 im Kern unangetastet. Das zweite Strafrechtsreformgesetz vom 4. Juli 1969 (BGBl. 1969 I vom 10. Juli 1969, S. 717) ersetzte dann die bisherige Regelung der nunmehr als »Maßregeln der Besserung und Sicherung« bezeichneten Maßregeln mit Wirkung ab 1. Januar 1975 durch eine Neufassung, die in ihrem Kern bis heute Bestand hat. Diese Neufassung hielt an dem Nebeneinander von Strafen und Maßregeln fest, die es um die Möglichkeit des Vikariierens, d. h. des Vollzugs der Maßregel vor der Strafe unter Anrechnung der Zeit der Unterbringung auf die Strafe, ergänzte. Sie hielt außerdem daran fest, dass die Unterbringung in einem psychiatrischen Krankenhaus, jetzt nach dem neuen § 63 StGB, begründende Tat im zweifelsfrei feststehenden Zustand der Schuldunfähigkeit nach § 20 StGB oder der verminderten Schuldfähigkeit nach § 21 StGB begangen sein muss.

Wesentliche Änderungen seither betrafen – neben der mehrfachen Ausweitung und schließlich Neuordnung sowie Ausgestaltung der Sicherungsverwahrung – vor allem die Anpassung der Eingangsvoraussetzungen für die Unterbringung in einem psychiatrischen Krankenhaus und in einer Entziehungsanstalt an Vorgaben der verfassungsgerichtlichen Rechtsprechung sowie zunächst – durch das Gesetz zur Bekämpfung von Sexualdelikten und anderen gefährlichen Straftaten vom 26. Januar 1998 (BGBl. 1998 I vom 30. Januar 1998, S. 160) – eine Anhebung der Anforderungen an die Aussetzung der Maßregeln zur Bewährung und später – durch das Gesetz zur Novellierung des Rechts der Unterbringung in einem psychiatrischen Krankenhaus gemäß § 63 StGB vom 8. Juli 2016 (BGBl. 2016 I vom 14. Juli 2016, S. 1610) – eine nähere Ausgestaltung der Bestimmungen über die Verhältnismäßigkeit der Dauer dieser Unterbringung. Schließlich wurden mit Wirkung ab 1. Oktober 2023 die Eingangsvoraussetzungen für die Unterbringung in einer Entziehungsanstalt überarbeitet (Gesetz zur Überarbeitung des Sanktionenrechts vom 26. Juli 2023 – BGBl. I 2023, Nr. 203 vom 2. August 2023).

1.2 Die Unterbringung in einem psychiatrischen Krankenhaus nach § 63 StGB heute

1.2.1 Rechtliches

Das *Bundesverfassungsgericht (BVerfG)* hat sich in seinem Beschluss vom 27. März 2012 mit dem aktuellen Stand des zweispurigen strafrechtlichen Sanktionensystems in Deutschland, den Grenzen und den wechselseitigen Bezügen der beiden Spuren auseinandergesetzt (BVerfG, Beschluss vom 27. März 2012–2 BvR 2258/09). Das Gericht charakterisiert diese Spuren so:

- *Strafen* werden als Sanktion für schuldhaftes Verhalten verhängt und finden ihren Grund und ihre Grenze im Schuldprinzip. Das BVerfG formuliert: »Die Berechtigung des Staates, Freiheitsstrafen zu verhängen und zu vollstrecken, beruht auf der schuldhaften Begehung der Straftat. Das Grundgesetz geht von einem zu freier Selbstbestimmung befähigten Menschen aus und gebietet deshalb, Freiheitsstrafen an das in der Würde des Menschen wurzelnde Schuldprinzip zu knüpfen [...]. Nur weil der Täter in vorwerfbarer Weise Unrecht begangen hat, darf er zu einer Freiheitsstrafe verurteilt und deren Vollstreckung unterworfen werden [...]. In seiner strafzumessungsleitenden Funktion begrenzt das Schuldprinzip die Dauer der Freiheitsstrafe auf das der Tatschuld Angemessene.« (BVerfG, a. a. O., Rn. 51).
- Demgegenüber stellen die *Maßregeln der Besserung und Sicherung* und namentlich die Unterbringung in einem psychiatrischen Krankenhaus nach § 63 StGB – um die es in dem vorliegenden Band vor allem geht – schuldunabhängige Rechtsfolgen rechtswidrigen Verhaltens dar. Die Unterbringung im Maßregelvollzug findet ihre Rechtfertigung nicht in der Schuld des Betroffenen, sondern in der von ihm ausgehenden Gefahr für die Allgemeinheit. Dabei gilt einerseits, dass Anordnung und Vollzug der Unterbringung im Sicherungsinteresse der Allgemeinheit »zum Schutz von Grundrechten wie des Lebens oder der Gesundheit in Wahrnehmung der dem Staat obliegenden Schutzpflicht aus Art. 2 Abs. 2 Satz 1 GG geboten sein« können. Auf der anderen Seite gilt aber auch, dass »dem Untergebrachten mit der Unterbringung ein Sonderopfer im Interesse der Allgemeinheit auferlegt« wird, weil er bei Tatbegehung strafrechtlich nicht oder nicht voll verantwortlich (§§ 20, 21 StGB) war und »die zugrundeliegende Störung oder Erkrankung schicksalhaft und die aus ihr abzuleitende Gefährlichkeit kein vom Untergebrachten beherrschbares Persönlichkeitsmerkmal ist«. Ihre Begrenzung findet die freiheitsentziehende Unterbringung im Maßregelvollzug vor diesem Hintergrund im Grundsatz der Verhältnismäßigkeit, sodass »die Rechtfertigung für den weiteren Vollzug einer Maßregel [entfällt], wenn die Schutzinteressen der Allgemeinheit das Freiheitsrecht des Untergebrachten nicht länger überwiegen.« (BVerfG, a. a. O., Rn. 53 f.).

Freiheitsstrafen und freiheitsentziehende Maßregeln verfolgen mithin unterschiedliche Zwecke: Schuldausgleich durch Bestrafung einerseits und Schutz der Allgemeinheit durch Unterbringung – auch von schuldunfähigen Tätern – andererseits. (Nur) wenn der Täter nicht schuldunfähig war, können Strafe und Maßregel deswegen auch nebeneinander angeordnet werden (BVerfG, a.a.O., Rn. 60). Strafe und Maßregel stehen in diesem Fall aber nicht gänzlich unverbunden nebeneinander. Denn die Freiheitsentziehung durch Freiheitsstrafe und die Freiheitsentziehung durch Unterbringung sind weitgehend gleichwertig, sodass auf den Vollzug einer neben der Unterbringung verhängten Strafe insoweit verzichten werden kann, als dem Täter mit der Freiheitsentziehung als notwendiger Bedingung des Maßregelvollzugs aus Anlass seiner Tat ein Übel zugefügt wird, das zugleich auch dem Schuldausgleich dienen kann (BVerfG, a.a.O., Rn. 61). Das sog. vikariierende System, nach dem Zeiten der Unterbringung auf die Freiheitsstrafe angerechnet werden können, nimmt diesen Gesichtspunkt auf und trägt dadurch dem Gebot Rechnung, die Freiheitsentziehung durch die Kumulation beider Maßnahmen nicht übermäßig werden zu lassen (BVerfG, a.a.O., Rn. 60f.).

Gemeinsam ist beiden Spuren außerdem, dass sie »auf das Ziel der Resozialisierung ausgerichtet sein [müssen]; dies folgt aus der grundgesetzlichen Pflicht zur Achtung der Menschenwürde, dem Sozialstaatsprinzip, dem Grundsatz der Verhältnismäßigkeit und der Pflicht des Staates, Dritte und die Allgemeinheit vor weiteren Straftaten zu schützen.« Den Staat trifft deshalb »die Verpflichtung, im Vollzug von Anfang an geeignete Konzepte bereitzustellen, um die Gefährlichkeit des Untergebrachten für die Allgemeinheit nach Möglichkeit zu beseitigen und ihn auf ein Leben in Freiheit vorzubereiten« (BVerfG, a.a.O., Rn. 55). Allerdings ist der Maßregelvollzug »wegen des damit verbundenen Sonderopfers in besonderer Weise freiheitsorientiert und therapiegerichtet anzulegen« (BVerfG, a.a.O., Rn. 62).

1.2.2 Tatsächliches

Im Mittelpunkt der rechtspolitischen Diskussionen zum Maßregelrecht stand in Deutschland zuletzt vor allem die Unterbringung in einer Entziehungsanstalt nach § 64 StGB (vgl. z. B. Müller und Koller 2020). Der über Jahre hin kontinuierliche und starke Anstieg der Zahl der Personen, die durch die Gerichte in einer Entziehungsanstalt gemäß § 64 StGB untergebracht wurden, führte die Einrichtungen des Maßregelvollzugs an ihre Belastungsgrenzen und teilweise auch darüber hinaus. Mit den Änderungen des § 64 StGB und einzelner begleitender Bestimmungen durch das Gesetz zur Überarbeitung des Sanktionenrechts vom 26. Juli 2023 (BGBl. I 2023, Nr. 203 vom 2. August 2023) ist diese Diskussion zu einem vorläufigen Abschluss gekommen (dazu Koller 2023).

Damit ist der Blick wieder frei dafür, dass der Strafverfolgungsstatistik des Statistischen Bundesamtes auch in Bezug auf die Maßregel der Unterbringung in einem psychiatrischen Krankenhaus nach § 63 StGB folgenreiche Entwicklungen zu entnehmen sind: Während die jährliche Zahl der Neuanordnungen dieser Maßregel in den letzten 20 Jahren zunächst zwischen 800 und 900 lag und – nach Einbeziehung auch der neuen Bundesländer in die statistische Erfassung ab 2007 – für das Jahr 2008 einen Spitzenwert von 1104 Anordnungen erreichte, ging sie in der Folge kontinuierlich zurück und bewegte sich schließlich in einem Bereich nur noch knapp über 800 Neuanordnungen im gesamten Bundesgebiet. Seit 2017 ist nun allerdings wieder ein deutlicher Anstieg von 804 (2017) über 969 (2019) bis hin zu 1138 (2021) jährlichen Anordnungen, mithin um gut 41 % zu verzeichnen. Bemerkenswert ist zudem, dass in dem Zeitraum von 2019 bis 2021, ersichtlich zumindest mitbedingt durch die Corona-Situation, zwar die Zahl aller Aburteilungen ausgehend von dem Wert für 2019 um ca. 76.500 von 891.795 (2019) auf 815.199 (2021), insgesamt also um 8,5 % zurückgegangen ist, gleichzeitig aber die Zahl der Maßregelanordnungen nach § 63 StGB weiter zugenommen hat. Der – für sich genommen prozentual natürlich ausgesprochen geringe – Anteil der Maßregelanordnungen nach § 63 StGB an allen gerichtlichen Aburteilungen ist dabei von 2019 = 0,1086 % auf 2021 = 0,1396 % angestiegen, was einer relativen Zunahme von gut 28 % in dem Dreijahreszeitraum von 2019 bis 2021 entspricht. Auch zuvor war im Übrigen ein kontinuierlicher Anstieg des Anteils der Maßregelanordnung nach § 63 StGB an allen Aburteilungen auszumachen. 1980 lag dieser Anteil noch bei nur 0,039 %, 1990 bei 0,049 %, 2000 bei 0,083 % und 2010 bei 0,087 %. Seit 1980 ist mithin ein Anstieg um das Dreieinhalbfache zu verzeichnen (Ausgangszahlen nach den jeweiligen jährlichen Strafverfolgungsstatistiken des Statistischen Bundesamtes, Fachserie 10 Reihe 3; die Strafverfolgungsstatistik wird für die Jahre ab 2022 leider nicht mehr weitergeführt).

Hinzu kommt ein weiterer Aspekt: Der Anteil der schuldunfähigen an allen Abgeurteilten, gegen die eine Unterbringung nach § 63 StGB angeordnet wurde, lag in den letzten Jahren bei über 80 % (2019 = 81,83 %, 2020 = 82,65 %, 2021 = 81,02 %). In den 1990er und 2000er Jahren bewegte er sich noch zwischen 60 % und 70 % (1990 = 63,9 %, 1995 = 61,7 %, 2000 = 65,69 %, 2005 = 67 %), in den 2010er Jahren mit steigender Tendenz im 70 %-Bereich (2010 = 70,7 %, 2015 = 77,6 %, 2017 = 78,5 %; jeweils errechnet auf der Grundlage der den jeweiligen jährlichen Strafverfolgungsstatistiken des Statistischen Bundesamtes, Fachserie 10 Reihe 3 entnommenen Daten). Nur nebenbei bemerkt: Im Jahr 2021 lagen der Anordnung der Unterbringung schuldunfähiger Täter in 396 Fällen rechtswidrige Taten gegen die körperliche Unversehrtheit, in 156 Fällen gegen das Leben, in 144 Fällen gemeingefährliche Taten (z. B. Brandstiftung), in 77 Fällen Raubdelikte und in 43 Fällen Sexualdelikte zugrunde; 102 Anordnungen erfolgten wegen anderer Delikte (Daten nach der Strafverfolgungsstatistik des Statistischen Bundesamtes, Fachserie 10 Reihe 3, für 2021).

Zusammenfassend bedeutet das: Die Zahl der Maßregelanordnungen nach § 63 StGB ist zuletzt absolut, aber auch relativ gemessen an der Zahl aller jährlichen Aburteilungen angestiegen. Zugleich hat der Anteil derjenigen Abgeurteilten kontinuierlich zugenommen, die sich bei Begehung ihrer Anlasstat im Zustand der aufgehobenen Schuldfähigkeit befanden. Überwiegend dürfte es sich – darauf weisen die Beobachtungen in vielen Kliniken, aber auch aus der revisionsgerichtlichen Rechtsprechung hin – dabei um Menschen handeln, die bei Tatbegehung unter dem Einfluss einer akuten Psychose standen. Entsprechend ist der Anteil der Maßregelanordnungen gegen Täter, bei denen eine Persönlichkeitsstörung oder eine sexuelle Devianz diagnostiziert wurde und deren Schuldfähigkeit zum Tatzeitpunkt (nur) erheblich vermindert war, deutlich reduziert. Letzteres mag damit zusammenhängen, dass spätestens seit der Publikation der von forensischen Psychiatern, Psychologen, Kriminologen und Juristen, insbesondere Richtern des Bundesgerichtshofs und Bundesanwälten, gemeinsam formulierten »Mindestanforderungen für Schuldfähigkeitsgutachten« (Boetticher et al. 2005) im Jahre 2005 und der begleitenden

1 Die strafrechtliche Unterbringung in einem psychiatrischen Krankenhaus

Entwicklung in der höchstrichterlichen Rechtsprechung erhöhte Begründungsanforderungen an die Annahme einer Dekulpation bei Tätern mit Persönlichkeitsstörungen oder sexueller Devianz zu beachten sind. In diese Richtung deutet jedenfalls die nach 2005 abnehmende Zahl der Unterbringungen vermindert schuldfähiger Sexualdelinquenten im Maßregelvollzug nach § 63 StGB, die 1997/1998 Spitzenwerte von 115 bzw. 125 jährlichen Anordnungen erreicht hatte, auch 2003 noch einmal bei 107 Anordnungen und 2007 – nach erstmaliger Einbeziehung der neuen Bundesländer in die statistische Erfassung – bei 95 lag, in der Folge aber auf Werte um und unter 50 Anordnungen zurückging und sich seit 2017 kontinuierlich in einem Bereich zwischen 31 (2017) und 36 (2020) jährlichen Anordnungen bewegte (Daten nach den jeweiligen jährlichen Strafverfolgungsstatistiken des Statistischen Bundesamtes, Fachserie 10 Reihe 3).

Festzuhalten ist jedenfalls, dass in Deutschland immer mehr Menschen mit einer psychotischen Erkrankung im Maßregelvollzug nach § 63 StGB untergebracht werden.

Dies könnte mit Blick auf das angestrebte Ziel der Maßregelbehandlung – die Abmilderung der Gefährlichkeit der Untergebrachten – und einen daran zu messenden Behandlungserfolg von Bedeutung sein. Denn nach der im Auftrag des Bundesjustizministeriums durchgeführten bundesweiten Rückfalluntersuchung wurden bei lediglich gut 18 % der bei Begehung ihrer Anlasstat schuldunfähigen Täter innerhalb eines Beobachtungs- und Risikozeitraums von 12 Jahren nach ihrer Entlassung aus dem Maßregelvollzug nach § 63 StGB neue rechtswidrige Taten registriert. Bei den vermindert schuldfähigen Tätern lag die Rückfallrate 12 Jahre nach ihrer Entlassung aus dem Maßregelvollzug nach § 63 StGB demgegenüber bei 40 %. Bei den im Strafvollzug inhaftierten Tätern, denen nach Verbüßung eines Teils der gegen sie verhängten Freiheitsstrafe eine Strafrestaussetzung zur Bewährung bewilligt wurde, lag die Rückfallrate nach 12 Jahren bei 66 %. Bei denjenigen, die erst nach Vollverbüßung ihrer Strafe entlassen wurde, betrug die Rückfallrate nach 12 Jahren 71 % (Jehle et al. 2020).

Dieser Befund trifft schließlich auf Entwicklungen, über die die Deutsche Gesellschaft für Psychiatrie und Psychotherapie, Psychosomatik und Nervenheilkunde (DGPPN) als Ergebnis einer im Herbst 2021 durchgeführten Umfrage unter den 78 deutschen Kliniken für Maßregelvollzug berichtet hat. Danach ist mehr als jeder vierte Patient länger als zehn Jahre im Maßregelvollzug untergebracht. Der Großteil der 45 Kliniken, die sich an der Umfrage beteiligt haben, beklagt eine deutliche Überbelegung, nicht zuletzt aufgrund steigender Patientenzahlen. Zu wenig Personal und mangelhafte Räumlichkeiten verhinderten, dass Patienten eine optimale Behandlung erhalten. Ein Drittel der Kliniken berichte eine steigende Zahl an körperlichen Übergriffen durch Patienten. Unter den derzeitigen Umständen sei es, trotz des enormen Engagements der Mitarbeiterinnen und Mitarbeiter, sehr schwer geworden, den gesetzlichen Auftrag der Kliniken für den Maßregelvollzug dauerhaft sach- und fachgerecht zu erfüllen. Die Ergebnisse seien ernüchternd (DGPPN 2022).

1.2.3 Begleitende Entwicklungen

Parallel zu diesen tatsächlichen Entwicklungen unterliegen auch die rechtlichen Rahmenbedingungen der Unterbringung und Behandlung im Maßregelvollzug einer Weiterentwicklung.

Von besonderer Bedeutung ist der Beschluss des *BVerfG* vom 23. März 2011 zur Zwangsbehandlung im Maßregelvollzug nach § 63 StGB und namentlich zur Zwangsbehandlung mit Neuroleptika (BVerfG, Beschluss vom 23. März 2011–2 BvR 882/09). Das Gericht hat in diesem Beschluss klargestellt, dass auch die medizinische Behandlung eines im Maßregelvollzug Untergebrachten, die ihrer Art nach das Grundrecht auf körperliche Unversehrtheit berührt, in dieses Grundrecht grundsätzlich nur dann nicht eingreift, wenn sie von der frei, auf der Grundlage der gebotenen ärztlichen Aufklärung erteilten Einwilligung des Untergebrachten gedeckt ist, was voraussetzt, dass der Untergebrachte einwilligungsfähig ist und keinem unzulässigen Druck ausgesetzt wurde (BVerfG, a.a.O., Rn. 41). Der Heilungszweck der Behandlung, eine krankheitsbedingte Einsichtsunfähigkeit des Untergebrachten oder eine Einwilligung des Betreuers ändern an dem Eingriffscharakter der Behandlung nichts (BVerfG, a.a.O., Rn. 40 und 42). Auch der gebotene Schutz Dritter vor den Straftaten, die der Untergebrachte im Falle seiner Entlassung begehen könnte, soll als rechtfertigender Belang ausscheiden, weil dieser Schutz Dritter auch durch die Fortsetzung der Unterbringung im Maßregelvollzug erreicht werden könne (BVerfG, a.a.O., Rn. 46). Vielmehr gilt: »Die grundrechtlich geschützte Freiheit schließt auch die ›Freiheit zur Krankheit‹ und damit das Recht ein, auf Heilung zielende Eingriffe abzulehnen, selbst wenn diese nach dem Stand des medizinischen Wissens dringend angezeigt sind« (BVerfG, a.a.O., Rn. 48).

Eine Behandlung gegen den (natürlichen) Willen des Untergebrachten kommt daher grundsätzlich nur im Freiheitsinteresse des Untergebrachten selbst in Betracht (BVerfG, a.a.O., Rn. 47), und dies auch nur, wenn eine krankheitsbedingte Einsichtsunfähigkeit den Untergebrachten hindert, seine grundrechtlichen Belange wahrzunehmen (BVerfG, a.a.O., Rn. 51), sowie unter weiteren engen, gesetzlich vorbestimmten Voraussetzungen und besonderen verfahrensmäßigen Sicherungen. »Eine Zwangsbehandlung zur Erreichung des Vollzugsziels ist nur zulässig, wenn der Untergebrachte krankheitsbedingt zur Einsicht in die Behandlungsbedürftigkeit oder zum Handeln gemäß dieser Einsicht nicht fähig ist. Maßnahmen der Zwangsbehandlung dürfen nur als letztes Mittel und nur dann eingesetzt werden, wenn sie im Hinblick auf das Behandlungsziel, das ihren Einsatz rechtfertigt, Erfolg versprechen und für den Betroffenen nicht mit Belastungen verbunden sind, die außer Verhältnis zu dem erwartbaren Nutzen stehen. [...]« (BVerfG, a.a.O., Leitsatz 2).

Wie das *BVerfG* inzwischen klargestellt hat, kann eine Zwangsbehandlung außerdem gerechtfertigt sein, um diejenigen Personen, namentlich Mitpatienten und die Mitglieder des Behandlungsteams, zu schützen, die dem Untergebrachten in der Maßregelvollzugseinrichtung begegnen und dort zwangsläufig in engen Kontakt mit ihm treten und deshalb allein durch den Verbleib des Untergebrachten im Maßregelvollzug nicht geschützt werden (BVerfG, Beschluss vom 8. Juni 2021–2 BvR 1877/16 und 2 BvR 1314/18, Rn. 62).

In beiden Fällen ist jedoch zu beachten, dass der in der medizinischen Zwangsbehandlung einer untergebrachten Person mit einem Neuroleptikum oder anderen Psychopharmaka liegende Grundrechtseingriff nach der Einschätzung des *BVerfG* besonders schwer wiegt, weil bei der Gabe von Neuroleptika die nicht auszuschließende Möglichkeit schwerer, irreversibler und lebensbedrohlicher Nebenwirkungen bestehe und weil Psychopharmaka zudem auf die Veränderung seelischer Abläufe gerichtet seien und daher, auch unabhängig davon, ob sie mit körperlichem Zwang verabreicht werden, in besonderem Maße den Kern der Persönlichkeit berühren (BVerfG, Beschluss vom 23. März 2011–2 BvR 882/09, Rn. 44; erneut BVerfG, Beschluss vom 8. Juni 2021–2 BvR 1877/16 und 2 BvR 1314/18).

Näher auseinandergesetzt hat sich das *BVerfG* in jüngerer Zeit weiterhin mit den Anforderungen an die Fixierung eines Patienten, die als zusätzliche Freiheitsentziehung auch bei gerichtlich angeordneter Unterbringung einem gesonderten Richtervorbehalt unterliegen soll (BVerfG, Urteil vom 24. Juli 2018–2 BvR 309/15 und 2 BvR 502/16).

Beide Entscheidungen haben Auswirkungen auf die Behandlungssituation im Maßregelvollzug, und dies umso mehr, als – wie dargestellt – zunehmend Menschen nach § 63 StGB untergebracht werden, die die Anlasstat ihrer Unterbringung unter dem Einfluss psychotischen Erlebens begangen haben. Zur Entaktualisierung der akuten Psychose und der weiteren Behandlung der zugrunde liegenden Erkrankung, vielfach aus dem schizophrenen Formenkreis, ist oftmals die Verabreichung eines Neuroleptikums das Mittel der Wahl. Diese Medikation ist grundsätzlich aber nur mit Einwilligung der zu behandelnden Person zulässig, sodass Untergebrachte, die diese Medikation ablehnen, unbehandelt bleiben. Das indessen kann Auswirkungen sowohl auf das Behandlungsklima in der Maßregelvollzugseinrichtung als auch auf die Unterbringungsdauer des jeweils betroffenen Untergebrachten haben.

Nicht unerwähnt bleiben darf schließlich, dass auf der Grundlage der UN-Behindertenrechtskonvention (UN-BRK) – des »Übereinkommens über die Rechte von Menschen mit Behinderungen« vom 13. Dezember 2006 – grundsätzliche Bedenken gegen die nicht einvernehmliche Unterbringung im Maßregelvollzug und gegen jegliche Behandlungs- und Sicherungsmaßnahmen angemeldet werden, die nicht von der Einwilligung der betroffenen Person gedeckt sind. Ausgangspunkt dieser Überlegungen ist Art. 12 Abs. 2 UN-BRK, wonach Menschen mit Behinderungen – zu denen auch psychisch Kranke zählen – in allen Lebensbereichen gleichberechtigt mit anderen Rechts- und Handlungsfähigkeit genießen. Nach der Auffassung des *UN-Fachausschusses für die Rechte von Menschen mit Behinderungen (Committee on the Rights of Persons with Disabilities – CRPD)* geht es nicht an, Menschen wegen ihrer Behinderung und einer deswegen angenommenen Beeinträchtigung ihrer Entscheidungsfähigkeit die rechtliche Handlungsfähigkeit zu versagen. Ein solcher »funktionale[r] Ansatz ist aus zweierlei Gründen mangelhaft: a) weil er in diskriminierender Weise auf Menschen mit Behinderungen angewandt wird, und b) weil er vorgibt, die inneren Abläufe des menschlichen Geistes genau beurteilen zu können und ein zentrales Menschenrecht – das Recht auf gleiche Anerkennung vor dem Recht – versagt, wenn jemand den Begutachtungstest nicht besteht.« (CRPD 2014, Ziff. 15). In den »Abschließenden Bemerkungen über den ersten Staatenbericht Deutschlands« vom 13. Mai 2015 empfiehlt der *Ausschuss* vor diesem Hintergrund und unter Bezugnahme auf das in Art. 14 UN-BRK verankerte Recht auf Freiheit und Sicherheit der Person, das Recht auf Freiheit von Folter oder grausamer, unmenschlicher oder erniedrigender Behandlung oder Strafe aus Art. 15 UN-BRK und das Recht auf Schutz der Unversehrtheit der Person aus Art. 17 UN-BRK deshalb u. a., alle notwendigen Maßnahmen zu ergreifen, um Zwangsunterbringung zu verhindern, die Anwendung körperlicher und chemischer freiheitsbeschränkender Maßnahmen in Einrichtungen für Menschen mit Behinderungen zu verbieten und sicherzustellen, dass alle psychiatrischen Behandlungen und Dienstleistungen stets auf der Grundlage der freien und informierten Einwilligung der/des Betroffenen erbracht werden (CRPD 2015, Ziff. 30, 34, 38). In den »Abschließenden Bemerkungen« zum zweiten und dritten Staatenbericht vom 3. Oktober 2023 werden diese Empfehlungen wiederholt und zugespitzt. Insbesondere wird empfohlen, »to prohibit involuntary detention, forced institutionalization and forced treatment of persons with disabilities on the basis of impairment« und »to prohibit the use of physical and chemical restraints, seclusion and other harmful practices in all institutional settings« (CRPD 2023, Ziff. 30, 34).

Allerdings hat das *BVerfG* wiederholt deutlich gemacht, dass nach seiner Auffassung die Regelungen der UN-BRK, namentlich in ihrer Auslegung durch den Ausschuss für die Rechte von Menschen mit Behinderungen, der Zulassung von Zwangsmaßnahmen in psychiatrischen Behandlungszusammenhängen – vor dem Hintergrund des aus dem Grundrechtekatalog abgeleiteten Schutzauftrags des Staates – in dem vom BVerfG abgesteckten Rahmen nicht entgegenstehen (BVerfG, Beschluss vom 23. März 2011–2 BvR 882/09, Rn. 52 f; BVerfG, Beschluss vom 26. Juli 2016–1 BvL

8/15, Rn. 88 ff.; BVerfG, Urteil vom 24. Juli 2018–2 BvR 309/15 und 2 BvR 502/16, Rn. 90 ff.).

1.3 Perspektiven?

Die Einfügung des Maßregelrechts und damit auch der Maßregel der Unterbringung in einem psychiatrischen Krankenhaus in das deutsche Strafgesetzbuch liegt jetzt 90 Jahre zurück. Das gibt Anlass, das Maßregelrecht als die eine Spur eines zweispurigen strafrechtlichen Sanktionensystems und zumal die besonders eingreifende Maßregel der Unterbringung in einem psychiatrischen Krankenhaus auf den Prüfstand zu stellen und nachzufragen:

- Ist ein zweispuriges strafrechtliches Sanktionensystem noch zeitgemäß und erfüllt es die ihm zugewiesenen Aufgaben?
- Ist die Maßregel der Unterbringung in einem psychiatrischen Krankenhaus nach § 63 StGB noch zeitgemäß und erfüllt sie die ihr zugewiesenen Aufgaben?
- Welche Entwicklung haben das zweispurige strafrechtliche Sanktionensystem und das Instrument der Unterbringung in einem psychiatrischen Krankenhaus in den Ländern, namentlich in der Schweiz und in Österreich, genommen, in denen diese Instrumente initial zeitgleich diskutiert und konzipiert wurden?
- Welche Entwicklungen sind international im Umgang mit Personen zu beobachten, die gegen Strafrechtsnormen verstoßende Taten aufgrund einer psychischen Erkrankung oder Störung begangen haben?
- Durch welche Maßnahmen oder Veränderungen könnte die Leistungsfähigkeit des bestehenden zweispurigen Sanktionensystems und/oder der Maßregel der Unterbringung in einem psychiatrischen Krankenhaus nach § 63 StGB bei Beibehaltung dieser Instrumente erforderlichenfalls gesichert oder verbessert werden?

1 Die strafrechtliche Unterbringung in einem psychiatrischen Krankenhaus

- Ist es sachgerecht, auch weiterhin besondere Formen der strafrechtlichen Sanktionierung für Personen vorzusehen, die gegen Strafrechtsnormen verstoßende Taten unter dem Einfluss einer psychischen Erkrankung oder Störung und im Zustand der aufgehobenen oder verminderten Schuldfähigkeit begangen haben?
- Ist die Maßregel nach § 63 StGB in ihrer gegenwärtigen Ausgestaltung geeignet und in der Lage, solchen Untergebrachten ein in besonderer Weise freiheitsorientiertes und therapiegerichtetes Behandlungsangebot zu machen?
- Ist das zweispurige Sanktionensystem in seiner gegenwärtigen Ausgestaltung geeignet, mit Personen umzugehen, die gegen Strafrechtsnormen verstoßende Taten unter dem Einfluss einer psychischen Erkrankung oder Störung und im Zustand der aufgehobenen oder verminderten Schuldfähigkeit begangen haben und die eine Behandlung ablehnen?
- Sollten das bestehende zweispurige Sanktionensystem und/oder die Maßregel der Unterbringung in einem psychiatrischen Krankenhaus nach § 63 StGB abgelöst und durch andere Lösungen ersetzt werden?
- Gegebenenfalls: Welche alternativen Modelle des Umgangs mit Personen bestehen, die gegen Strafrechtsnormen verstoßende Taten unter dem Einfluss einer psychischen Erkrankung oder Störung begangen haben?
- In welchem Verhältnis stehen die strafrechtliche Unterbringung in einem psychiatrischen Krankenhaus einerseits und die allgemeinpsychiatrische und psychotherapeutische, auch ambulante Versorgung andererseits, wenn psychisch erkrankte oder gestörte Patienten zur Gefahrenprävention auf langfristige psychiatrische und psychotherapeutische Betreuung angewiesen sind?
- Sind das zweispurige Sanktionensystem und insbesondere die Maßregel der Unterbringung in einem psychiatrischen Krankenhaus nach § 63 StGB ökonomisch sinnvolle Instrumente der Strafrechtspflege?

Diesen Fragen wird in den nachfolgenden Beiträgen aus unterschiedlichen fachlichen, nationalen und internationalen Perspektiven auf die eine oder andere Weise nachgegangen. Ziel dieses Buches ist es dabei, Denkanstöße für eine weiterführende Diskussion zu geben. Es ist klar, dass abschließende Antworten noch keinesfalls gegeben werden können.

Literatur

Boetticher A, Nedopil N, Bosinski HAG, Saß H (2005) Mindestanforderungen für Schuldfähigkeitsgutachten. Neue Zeitschrift für Strafrecht 25: 57–62. Reprint: Forensische Psychiatrie, Psychologie, Kriminologie 1:3–9 (2007)

CRPD (2014) Ausschuss für die Rechte von Menschen mit Behinderungen. Allgemeine Bemerkung Nr. 1. Artikel 12: Gleiche Anerkennung vor dem Recht. UN-Dok. CRPD/C/GC/1 vom 19. Mai 2014. (https://www.institut-fuer-menschenrechte.de/fileadmin/Redaktion/Publikationen/Informationen_zu_General_Comment_Nr_1_MSt_2015.pdf, Zugriff am 18. August 2024).

CRPD (2015) Ausschuss für die Rechte von Menschen mit Behinderungen. Abschließende Bemerkungen über den ersten Staatenbericht Deutschlands vom 13. Mai 2015.UN-Dok. CRPD/C/DEU/CO/1. (https://www.institut-fuer-menschenrechte.de/fileadmin/Redaktion/Publikationen/Weitere_Publikationen/CRPD_Abschliessende_Bemerkungen_ueber_den_ersten_Staatenbericht_Deutschlands.pdf, Zugriff am 18. August 2024).

CRPD (2023) Committee on the Rights of Persons with Disabilities. Concluding observations on the combined second and third periodic reports of Germany vom 3. Oktober 2023. UN-Dok. CRPD/C/DEU/CO/2-3. (https://tbinternet.ohchr.org/_layouts/15/treatybodyexternal/Download.aspx?symbolno=CRPD%2FC%2FDEU%2FCO%2F2-3&Lang=en, Zugriff am 18. August 2024).

DGPPN (2022) Psychiater fordern bessere Versorgung psychisch erkrankter Straftäter. Pressemitteilung vom 25.11.2022. (https://dgppn.de/presse/pressemitteilungen/pressemitteilungen-2022/psychisch-erkrankte-straftaeter.html, Zugriff am 18. August 2024).

Jehle JM, Albrecht HJ, Hohmann-Fricke S, Tetal C (2020) Legalbewährung nach strafrechtlichen Sanktionen. Eine bundesweite Rückfalluntersuchung 2013 bis 2016 und 2004 bis 2016. Herausgegeben vom BMJV. Berlin 2020 (Version Februar 2021). (https://www.bmj.de/SharedDocs/Publikationen/DE/Fachpublikationen/2021_Rueckfallstatistik.pdf?__blob=publicationFile&v=3, Zugriff am 18. August 2024).

Koller M (2023) Sorgenkind Entziehungsanstalt? In: Wallenstein B (Hrsg.) Jahrbuch Forensische Psychiatrie 2023. Berlin: Medizinisch Wissenschaftliche Verlagsgesellschaft. S. 111–134.

Kontrollrat (1946) Kontrollratsgesetz Nr. 11. Aufhebung einzelner Bestimmungen des deutschen Strafrechts, vom 30. Januar 1946. (https://www.verfassungen.de/de45-49/kr-gesetz11.htm, Zugriff am 18. August 2024).

v. Liszt F (1883) Der Zweckgedanke im Strafrecht. Zeitschrift für die gesamte Strafrechtswissenschaft. Bd. 3: 1–47.

v. Liszt (1914) Strafrechtsreform. In: Laband P, Wach A, Wagner A et al. (Hrsg.) Handbuch der Politik. Dritter Band. Die Aufgaben der Politik. II. Teil. 2. Aufl. Berlin und Leipzig. S. 195–202.

Müller J, Koller M (Hrsg.) (2020) Reformansätze zur Unterbringung nach § 64 StGB. Stuttgart: Kohlhammer.

Stooss C (1893) Vorentwurf zu einem Schweizerischen Strafgesetzbuch. Allgemeiner Teil. Georg & Co: Basel und Genf.

Teil II Internationale Entwicklungen

2 Das System der Schweizer Maßnahmen – eine Übersicht

Friederike Höfer, Thierry Urwyler und Elmar Habermeyer

2.1 Unterschiede in Sanktionensystem und Sanktionenpraxis zwischen Deutschland und der Schweiz

Das Schweizerische und das deutsche Sanktionensystem kennen viele Gemeinsamkeiten. Dennoch unterscheiden sich beide Regelwerke in wesentlichen Merkmalen voneinander: 1) ist die Anordnung einer therapeutischen oder sichernden Maßnahme in der Schweiz unabhängig von der Schuldfähigkeit möglich (Art. 19 Abs. 3 StGB). Das gilt in Deutschland nur für den § 64 StGB. 2) liegt die Vollzugshoheit in einigen Bereichen in der Schweiz bei den Vollzugsbehörden, also auf amtlicher Ebene, während in Deutschland mit den Strafvollstreckungskammern gerichtliche Instanzen zuständig sind. 3) existieren in der Schweiz seit Mitte der 90er Jahre sog. Fachkommissionen, die der externen Evaluation der Möglichkeit von Vollzugslockerungen dienen. Entsprechende Kommissionen sind in Deutschland nicht vorgesehen. 4) existiert in der Schweiz die lebenslängliche Verwahrung, die u. a. an eine fehlende Therapierbarkeit zu Lebzeiten geknüpft ist. Ein weiterer Unterschied in der Maßnahmenlandschaft besteht 5) in der Möglichkeit von spezifischen Maßnahmen für junge Erwachsene (Art. 61 StGB), für die es im deutschen Maßnahmenrecht kein Äquivalent gibt. 6) findet sich in Deutschland keine vergleichbare Maßregel zur schweizerischen ambulanten Maßnahme nach Art. 63 StGB. Ein weiterer Unterschied liegt 7) darin, dass in der Schweiz für einige Lockerungsschritte auf ein neues Gutachten verzichtet werden kann, wenn nachgewiesen wird, dass das alte Gutachten hinreichend aktuell ist. Im

Unterschied zu Deutschland existieren in der Schweiz 8) nur wenige spezialisierte forensisch-psychiatrische klinische Behandlungseinrichtungen mit zumeist zweistelliger Bettenzahl. Auch betreffs des Vollzugs der Maßnahmen unterscheidet sich die forensisch-psychiatrische Situation in der Schweiz aufgrund der kantonalen Heterogenität von der deutschen Landschaft, weil hierzulande 26 Kantone in einzelnen Bereichen über eigene juristische Ausgestaltungsspielräume im Maßnahmenwesen verfügen. Es ist daher schwierig, allgemeingültige Aussagen zur Versorgungsrealität in der Schweiz zu treffen.

In der Schweiz hat sich der Begriff der deliktorientierten Therapie (Stürm und Schmalbach 2012) für forensisch-psychiatrische Behandlungsansätze breit etabliert. Unstrittig ist, dass die therapeutische Arbeit im forensischen Kontext deliktrelevante Faktoren adressieren und nach Möglichkeit abschwächen soll. Jedoch hat dieser Begriff hierzulande ein Eigenleben entwickelt und zu einer Verengung der Perspektive auf die Deliktrekonstruktion und Deliktarbeit (Kröber 2020) geführt. Tatsächlich soll jede angeordnete Behandlung als forensische Maßnahme delikt*präventiv* ausgerichtet sein (Graf et al. 2019), was den Fokus der Behandlung auf spezielle Risikoeigenschaften des Täters und nicht bzw. insbesondere nicht ausschließlich auf das/die Anlassdelikte betont. Dies ist allein deswegen relevant, weil sonst Straftäter[1], die ihr Delikt bzw. bestimmte Facetten der Straftat leugnen, nicht behandelt werden könnten. In solchen Fällen (z. B. bei einem narzisstischen Straftäter, der seine Frau aus einem Rachemotiv heraus getötet hat und während des Verfahrens und auch danach darauf besteht, dass er provoziert worden sei und aus einem Affekt heraus gehandelt habe) gilt es im Sinne eines übergreifenden deliktpräventiven Ansatzes, an Denk- und Verhaltensstilen (Umgang mit Grenzsetzungen, Dominanzstreben, Kränkbarkeit) zu arbeiten, die nach dem bestehenden Fallkonzept deliktrelevant waren, um das Risiko mindern zu können.

---

1 Im Folgenden wird aus Gründen der besseren Lesbarkeit ausschließlich die männliche Form verwendet. Sie bezieht sich auf Personen beiderlei Geschlechts.

2.2 Maßnahmen im Schweizer Sanktionensystem

Bei Straftätern können zusätzlich zu einer Strafe therapeutische Maßnahmen oder die Verwahrung (▶ Tab. 2.1) angeordnet werden (Bernard 2018), wenn die Strafe nicht ausreicht, der Gefährlichkeit des Täters zu begegnen (Art. 56 StGB). Nach einschneidenden Revisionen in den Jahren 2007 und 2018 sind die Maßnahmen (als zweite Säule des Sanktionenrechts neben den Strafen) in den Artikeln 56–73 sowie 90 des Schweizer Strafgesetzbuches (StGB) geregelt. Maßnahmen verfolgen keine pönalen Zwecke, d. h., sie streben keinen Schuldausgleich an. Vielmehr soll mit ihnen eine besondere Rückfallgefahr des Täters reduziert werden. Strafrechtliche Maßnahmen haben somit überwiegend *präventiven* Charakter, wobei das Schweizer Bundesgericht (BGer) der Verwahrung einen gewissen Strafcharakter zuspricht (BGE 139 I 180, E. 3.2) und pönale Aspekte bei therapeutischen Maßnahmen im Rahmen des sog. Untermaßverbots in die Betrachtung einbezogen werden (Urwyler 2018).

Die Anordnung von Sanktionen und deren Vollzug ist bei den therapeutischen Maßnahmen nach dem sogenannten *dualistisch-vikariierenden System* geregelt. *Dualistisch* meint, dass beide Arten von Sanktionen anzuordnen sind, wenn die Voraussetzungen dafür vorliegen (Art. 57 Abs. 1 StGB). *Vikariierend* bedeutet, dass die Maßnahme an die Stelle der Strafe treten kann. Wird beispielsweise zusätzlich zu einer Freiheitsstrafe eine stationäre therapeutische Maßnahme zur Behandlung einer psychischen Störung angeordnet, wird zuerst die stationäre Maßnahme vollzogen. Der damit verbundene Freiheitsentzug wird auf die Strafe angerechnet (Art. 57 Abs. 3 StGB). Bei der Verwahrung ist die Sachlage anders. Dort wird – sofern gleichzeitig eine Freiheitsstrafe ausgesprochen wurde – diese zuerst vollzogen (Art. 64 Abs. 2 StGB). Insofern besteht bei der Verwahrung ein dualistisch-kumulatives System.

Für die Anordnung einer Maßnahme und bei Änderung der Sanktion stützt sich das Gericht auf ein Sachverständigengutachten (Art. 56 Abs. 3 und 4 StGB), kommt die Verwahrung (▶ Kap. 2.4.2) in Betracht sogar auf zwei.

Tab. 2.1: Übersicht der Maßnahmen im Schweizer Sanktionensystem

Therapeutische Maßnahmen	Sichernde Maßnahmen	Andere Maßnahmen
Stationäre Behandlung von psychischen Störungen (Art. 59)	Ordentliche Verwahrung (Art. 64–64c)	Friedensbürgschaft (Art. 66)
Stationäre Suchtbehandlung (Art. 60)	Lebenslängliche Verwahrung (Art. 64 Absatz 1bis)	Landesverweisung (Art. 60)
Stationäre Maßnahme für junge Erwachsene (Art. 61)		Tätigkeitsverbot (Art. 67f.)
Ambulante Behandlung von psychischen Störungen und Suchterkrankungen (Art. 63)		Kontakt- und Rayonverbot (Art. 67b)
		Fahrverbot (Art. 67e)
		Urteilsveröffentlichung (Art. 68)
		Einziehung gefährlicher Gegenstände oder von Vermögenswerten (Art. 69–73)

Die in ▶ Tab. 2.1 genannten Maßnahmen setzen zwar einen Schwerpunkt in Hinblick auf Therapie versus Sicherung, dennoch ist das System nicht schwarz-weiß: Eine Verwahrung schließt einen Behandlungsversuch nicht aus, wenn es eine entsprechende Indikation gibt.

Der Terminus der »schweren psychischen Störung«, genannt in den Art. 59 I, 63 und 64 StGB, stellt in der Schweiz traditionell einen wichtigen Anknüpfungspunkt für strafrechtliche Maßnahmen dar. Für die Konzeption dieses Rechtsbegriffs bedarf es nach herrschender Lehre (Lehner 2020): 1) einer psychiatrischen Diagnose nach ICD-10 (WHO 2004) oder DSM-5 (APA 2015) bzw. seit 01. Januar 2022 mit einer fünfjährigen Übergangsfrist nach ICD-11 (WHO 2018) und 2) eines ausreichenden Schweregrads. Mittlerweile hat das Bundesgericht seine Praxis zum Begriff der schweren psychischen Störung in Art. 59 StGB jedoch geändert (BGE 146 IV 1 [Urteil vom 03.10.2019, 6B_933/2018]; bestätigt von BG, Urteil vom 05.11.2019, 6B_828/2019) und das Eingangsmerkmal der schweren psychischen Störung relativiert. Zur Beurteilung (BGE 146 IV 1) stand die Frage, ob psychopathologische Befunde eines Sexualdelinquenten zwecks Anordnung einer vollzugsbegleitenden ambulanten Maßnahme nach Art. 63 StGB neben einer neunjährigen Freiheitsstrafe herangezogen werden durften, wobei die Befunde nicht die Diagnoseschwelle für eine Persönlichkeitsstörung überschritten. In diesem Kontext ging das Bundesgericht davon aus, dass in Verbindung mit einer Persönlichkeitsakzentuierung der vom Gutachter als prognostisch relevant angesehene »Dominanzfokus« des Täters (im konkreten Fall ging es um den ähnlich unscharfen Begriff »Vergewaltigungsdisposition«) die Einordnung als schwere psychische Störung rechtfertigt, denn dieser Begriff orientiere sich im Maßnahmenrecht an der Gefährlichkeit bzw. dem Risikopotenzial des Straftäters. Er sei somit *funktionaler* Natur und hinsichtlich der Notwendigkeit einer risikovermindernden Therapie zu interpretieren. Bestünden risiko- und deliktrelevante persönlichkeitsnahe Risikofaktoren, die einer risikovermindernden Therapie zugänglich seien, könne auch dann eine schwere psychische Störung im Rechtssinne festgestellt werden, wenn keine Diagnose nach ICD-10 oder DSM-5 gestellt werden könne. Damit widersprach das Bundesgericht der in den letzten 20 Jahren etablierten forensischen Praxis und herrschenden Lehre, in der vermittelt wird, dass es im Kontext der Art. 59 und 63 StGB um psychiatrische Aussagen zu Diagnose, Schweregrad, dem Zusammenhang zwischen Diagnose und Delikt und zu den vom Betroffenen ausgehenden Risiken und Möglichkeiten geht, mittels therapeutischer Interventionen auf dieses Risiko einzuwirken. Ob eine Therapie ohne die Voraussetzung einer Diagnose überhaupt sinnvoll durchgeführt oder erfolgreich sein kann, bleibt in dieser Konzeptualisierung des Begriffs der schweren psychischen Störung offen (de Tribolet-Hardy et al. 2015). Aus psychiatrischer Sicht wurde daher Kritik an dieser Ausweitung des juristischen Störungsbegriffs geübt und die Befürchtung geäußert, dass eine unkritische, allein vom gesellschaftlichen Sicherheitsbedürfnis abhängige Pathologisierung kriminellen Verhaltens drohe (Habermeyer et al. 2020).

2.3 Therapeutische Maßnahmen

Das StGB kennt stationäre und ambulante therapeutische Maßnahmen und die ambulante Behandlung (▶ Tab. 2.2). Maßgeblich für den Entscheid stationär versus ambulant sind einerseits die Schwere der psychischen Störung des Straftäters, andererseits sein Risikopotenzial sowie Überlegungen zur Verhältnismäßigkeit. Außerdem muss bei stationären Maßnahmen eine geeignete Institution zur Verfügung stehen, was angesichts der immer wieder aufkommenden Kapazitätsmängel zuweilen nicht konstant gewährleistet ist. Die Maßnahmen unterscheiden sich in Hinblick auf ihre zeitliche Dauer und Verlängerbarkeit (▶ Tab. 2.2). Die gesetzlichen Fristen sind als Maximalfristen zu verstehen und dürfen unterschritten werden, d. h., es ist den Gerichten in Anwendung des Verhältnismäßigkeitsprinzips erlaubt, eine kürzere Maßnahmendauer anzuordnen. In der Schweizer Praxis entwickelt sich die Dauer der Maßnahmen jedoch in eine andere Richtung, als ursprünglich vom Gesetzgeber angestrebt (Weber et al. 2016).

Tab. 2.2: Zeitliche Dauer verschiedener Maßnahmen im Schweizer Sanktionensystem: Maßnahmen, ihre Befristung und die Möglichkeit der Verlängerung.

	Maßnahme	Regeldauer	Verlängerungsmöglichkeit	Höchstdauer[2]
Art. 59 StGB	Stationäre Behandlung von schweren psychischen Störungen	i. d. R. max. 5 Jahre (Art. 59 Abs. 4)	um jeweils max. 5 Jahre (Art. 59 Abs. 4)	theoretisch unbegrenzt
Art. 60 StGB	Suchtbehandlung	i. d. R. max. 3 Jahre (Art. 60 Abs. 4)	einmalig um max. 1 Jahr (Art. 60 Abs. 4)	max. 6 Jahre im Falle der Rückversetzung nach bedingter Entlassung (Art. 60 Abs. 4)
Art. 61 StGB	Maßnahmen für junge Erwachsene	max. 4 Jahre (Art. 61 Abs. 4)	keine	max. 6 Jahre im Falle der Rückversetzung nach bedingter Entlassung oder mit Vollendung des 30. Altersjahres (Art. 61 Abs. 4)
Art. 63 StGB	Ambulante Behandlung	i. d. R. max. 5 Jahre (Art. 63 Abs. 4)	um jeweils max. 5 Jahre bei psychischer Störung; keine Verlängerungsmöglichkeit bei Suchtbehandlung (Art. 63 Abs. 4)	theoretisch unbegrenzt bei psychischer Störung; max. 5 Jahre bei Suchtbehandlung (Art. 63a Abs. 2 lit. c)
Art. 64 StGB	Verwahrung	keine		unbegrenzt

---

2 Das Verhältnismäßigkeitsprinzip kann bei der absoluten Höchstdauer Grenzen setzen. Für jede Verlängerung müssen triftige Gründe vorliegen.

2.3.1 Die stationäre Behandlung von schweren psychischen Störungen nach Art. 59 StGB

Das Gericht kann eine stationäre Maßnahme nach Art. 59 StGB anordnen, wenn eine Straftat in Zusammenhang mit einer schweren psychischen Störung begangen wurde, eine rechtsrelevante Rückfallgefahr besteht, die im Zusammenhang mit dieser Störung steht, und die Aussicht besteht, dass das Rückfallrisiko durch eine stationäre Behandlung deutlich gesenkt werden kann. Während in Deutschland die Schuldfähigkeit eingeschränkt oder aufgehoben sein muss, damit eine Maßregel nach § 63 angeordnet werden kann, ist dies in der Schweiz für die Anordnung der stationären Maßnahme seit der Revision von 1971 nicht mehr der Fall (Art. 19 Abs. 3 StGB). Es geht hier entscheidend um die Maßnahmenbedürftigkeit, -fähigkeit und um die Erfolgsaussichten bzw. die konkrete Umsetzbarkeit einer Intervention. Außerdem sollen stationäre Behandlungen nur angeordnet werden, wenn weniger eingreifende Optionen des Maßnahmenrechts nicht hinreichend erfolgversprechend sind. Sowohl bei Anordnung als auch bei Verlängerung steht es dem Gericht in Anwendung des Verhältnismäßigkeitsprinzips frei, eine kürzere Maßnahmendauer auszusprechen. In der Praxis wird die Fünfjahreslänge häufig ausgeschöpft und die Verlängerungsoption genutzt, obwohl eine dem Anlassdelikt entsprechende Freiheitsstrafe oft deutlich kürzer ausgefallen wäre. Das hat der Maßnahme Art. 59 StGB die unrühmliche Bezeichnung der »kleinen Verwahrung« eingebracht. Der Schweizer Artikel 59 StGB ist mit der Unterbringung eines Patienten in einem psychiatrischen Krankenhaus gemäß § 63 D-StGB vergleichbar. Im Schweizer Strafrecht existieren jedoch keine genauen gesetzlich verankerten Anforderungen an die Institutionen, in denen stationäre Maßnahmen nach Art. 59 StGB vollzogen werden. Die Behandlung hat unter Aufsicht eines Arztes zu erfolgen. Sodann kann eine Behandlung bei Vorliegen von Fremd- oder Fluchtgefahr auch innerhalb von einer geschlossenen Einrichtung durchgeführt werden, wobei es sich dabei auch um spezialisierte Abteilungen in Strafanstalten handeln kann (Art. 59 Abs. 3 StGB). Neben spezialisierten Kliniken werden Maßnahmenvollzugseinrichtungen (sogenannte Maßnahmenzentren) betrieben (Art. 59 Abs. 2 StGB), in denen umfassende sozialpädagogische Interventionen und Trainings im Arbeits- und Freizeitbereich angeboten werden.

Entsprechende Einrichtungen verfügen über geschlossene und offene Betreuungsabteilungen sowie Außenwohngruppen. Ziel ist die Durchführung von individuell geplanten, milieutherapeutischen und forensischen Behandlungen mit dem Fokus Deliktprävention, Risikominderung und Reintegration.

2.3.2 Die stationäre Suchtbehandlung nach Art. 60 StGB

Besteht bei einem Straftäter eine stoff- oder nicht stoffgebundene Abhängigkeitserkrankung und steht diese im Zusammenhang mit der Tat und der Rückfallgefahr, kann eine maximal dreijährige stationäre Suchtbehandlung nach Art. 60 StGB angeordnet werden. Auch hier soll eine günstige Behandlungsprognose vorliegen und eine geeignete Therapieeinrichtung vorhanden sein. Letztgenannte Anforderung birgt in der Praxis Probleme, denn in der Schweiz existieren keine spezifischen Behandlungseinrichtungen analog den deutschen Entziehungsanstalten nach § 64 D-StGB. Daher ist die Anordnung einer stationären Suchtbehandlung nicht mit einer geschlossenen Klinikeinweisung vergleichbar, wie sie im deutschen Suchtmaßregelvollzug anzutreffen ist. Vielmehr kommen zur Durchführung zumeist offen geführte Suchtkliniken bzw. auch Wohnheime mit einem niederschwelligen Angebot oder die oben erwähnten Maßnahmenzentren in Frage, die sozialtherapeutischen Anstalten ähneln. Teilweise werden stationäre Suchtmaßnahmen auch in allgemeinpsychiatrischen Kliniken durchgeführt.

Die Zurückhaltung gegenüber geschlossen organisierten stationären Behandlungsplätzen für Patienten mit Substanzstörung ist das Resultat einer liberalen Drogenpolitik in der Schweiz als Antwort auf die historische Entwicklung der Drogenproblematik der 1970er bis 1990er Jahre (sog. Needle-Park in Zürich resp. größte offene Heroinszene Europas) (Menzi 2012; Urwyler et al. 2022). Nach einer Zeit der Repression kam es mit der Einführung der sog. Vier-Säulen-Politik, die neben Repression auch Prävention, Therapie und Überlebenshilfe umfasst, zu einer Kehrtwende, die sich nicht nur im geltenden Betäubungsmittelstrafrecht (BetmG), sondern auch im Sanktionenrecht widerspiegelt.

Aufgrund mangelnder behördlicher Institutionen stellt eine Vielzahl kleiner Wohneinrichtungen in privater Trägerschaft die zum Teil auch problematische Alternative dar, weil sie teils einen stark religiösen oder ideologischen Hintergrund haben und in diesem Kontext gelegentlich sehr strikte Abstinenzregeln aufstellen. Damit stehen solche Einrichtungen teils in Konflikt mit anerkannten medizinischen Behandlungsstandards (vgl. Outcomeverbesserung durch Opioidagonistentherapie [Urwyler et al. 2022]). Besonders problematisch ist die Behandlung von Patienten mit komorbiden Diagnosen. Insbesondere mangelt es an Einrichtungen und Behandlungskonzepten für Entwöhnungstherapien von Menschen mit zum Teil auch mit dem langjährigen Konsum vergesellschafteten hirnorganischen Störungen. Mit dem letztlich unzureichenden Angebot an Behandlungsplätzen dürfte in Zusammenhang stehen, dass die Zahl der Einweisungen in eine stationäre Suchtmaßregel seit Jahren sinkt (▶ Kap. 2.6).

2.3.3 Die ambulante Behandlung von psychischen Störungen und Suchtkrankheiten nach Art. 63 StGB

Eine Besonderheit in der Schweiz ist die Behandlung psychisch kranker oder abhängiger Straftäter in einem *ambulanten* Setting nach Art. 63 StGB, zum Beispiel, wenn eine stationäre Maßnahme aufgrund von Verhältnismäßigkeitsüberlegungen nicht in Frage kommt. Grundsätzlich können ambulante Behandlungen in zwei unterschiedlichen Vollzugssettings angeordnet werden. In der Regel wird sie ambulant in Freiheit vollzogen. Wird zusätzlich eine Freiheitsstrafe ausgesprochen, spricht man von der vollzugsbegleitenden ambulanten Behandlung. Das Gericht kann den Vollzug einer zugleich ausgesprochenen unbedingten Freiheitsstrafe aber auch zu Gunsten einer ambulanten Behandlung aufschieben, für die Dauer der Behandlung Bewährungshilfe anordnen und flankierende Auflagen, wie regelmäßige Abstinenz- oder Medikamentenspiegelkontrollen, erteilen (Art. 63 Abs. 2 StGB). Die letztgenannte Option kommt aber nur dann in Frage, wenn extramural keine qualifizierte Gefährdung der Öffentlichkeit vorliegt und therapeutische Aspekte für eine Behandlung in Freiheit sprechen. Die zuständige Behörde kann außerdem eine einleitende stationäre Behandlung für maximal zwei Monate verfügen (Art. 63 Abs. 3 StGB).

Spezialisierte Angebote für ambulante forensische Suchtbehandlungen (Höfer et al. 2020) berücksichtigen verschiedene grundsätzliche Konzepte, die »Harm Reduction«- (Marlatt et al. 2011) und »Recovery«-Ansätze (Best und Lubman 2012) beinhalten. 2011 wurde neben der bestehenden Methadonsubstitution auch die heroingestützte Behandlung (HEGEBE), eingebettet in eine ärztliche und psychosoziale Betreuung, im Gesetz und den Ausführungserlassen verankert (Art. 3e Betäubungsmittelgesetz und Art. 8 ff. Betäubungsmittelsuchtverordnung, BetmSV). Die Substitution von Delinquenten hat zu einer signifikanten Abnahme der Beschaffungskriminalität beigetragen (Dölling et al. 2009).

Die ambulante Behandlung wird aufgehoben, wenn sie erfolgreich abgeschlossen wurde, die Fortführung aussichtslos erscheint oder die gesetzliche Höchstdauer von fünf Jahren bei Suchterkrankungen erreicht ist. Eine Verlängerung ist nur bei der Behandlung von psychischen Störungen vorgesehen (Art. 63 Abs. 4 StGB). Bei Abbruch der ambulanten Behandlung wegen Aussichtslosigkeit oder Erfolglosigkeit wird die ggf. aufgeschobene Freiheitsstrafe vollzogen oder nachträglich – bei positiver Behandlungsprognose – eine stationäre Maßnahme angeordnet (Art. 63b Abs. 5 StGB).

Kritik besteht betreffend der sehr unterschiedlichen Qualitätsniveaus der ambulanten Maßnahmen in der Praxis: Während an manchen Orten vollzugsbegleitende ambulante Behandlungen mit einem so intensiven Programm durchgeführt werden, dass sie sich kaum von einer stationären Maßnahme unterscheiden, gibt es Vollzugseinrichtungen ohne vergleichbare Konzepte und Personalausstattung. Unter den letztgenannten Umständen kann die Anordnung ambulanter Maßnahmen als Alibiübung wirken. Gleichfalls problematisch ist es, wenn ambulante Maßnahmen in Freiheit ohne zusätzliche flankierende Sanktionen (Weisungen/Bewährungshilfe) ausgesprochen werden und die betroffene Person nicht kooperiert.

2.3.4 Die Maßnahme für junge Erwachsene nach Art. 61 StGB

Eine Besonderheit in der Schweiz ist die Maßnahme nach Art. 61 StGB für junge Erwachsene. Hier stehen pädagogische Strategien und berufliche Förderung im Vordergrund. Der Täter muss bei der Begehung des Anlassdelikts zwischen 18 und 25 Jahre alt gewesen sein. Die Tat sowie die Rückfallgefahr muss mit einer erheblichen Störung der Persönlichkeitsentwicklung des jungen Erwachsenen in Zusammenhang stehen, wobei dieser Begriff nicht eindeutig von Persönlichkeitsstörungen abgegrenzt werden kann (Urwyler et al. 2021). Dem Rückfallrisiko soll in einer spezialisierten Einrichtung durch sozialpädagogische und beruflich integrierende Interventionen, z. B. durch Aus- und Weiterbildung, begegnet werden. Schwer ausgeprägte Persönlichkeitsproblematiken kommen, obwohl in der Regel auch ein begleitendes psychotherapeutisches Angebot besteht, für die Anordnung einer solchen Intervention nicht in Frage.

Maßnahmen für junge Erwachsene werden in der Schweiz getrennt von den übrigen Anstalten in speziellen Maßnahmenvollzugseinrichtungen durchgeführt (Art. 61 Abs. 2 StGB). Die forensisch-psychiatrische Literatur legt nahe, dass Maßnahmen im Jugend- bzw. jungen Erwachsenenalter einen effektiven Beitrag zur Verminderung schwerwiegender Delikte leisten können, weil eine bessere Evidenz für Interventionen hinsichtlich der Ansprechbarkeit von Jugendlichen vorliegt als bei älteren Straftätern (Manzoni et al. 2018). Außerdem ist die Kriminalitätsbelastung bei Adoleszenten im Alter zwischen 20 und 24 am höchsten (Bundesamt für Statistik 2018). Die Maßnahme nach Art. 61 StGB ist auf vier Jahre angelegt. Es besteht keine Verlängerungsmöglichkeit.

2.4 Sichernde Maßnahmen

2.4.1 Die ordentliche Verwahrung

Neben Strafe und therapeutischen Maßnahmen kann zum Schutz der Öffentlichkeit auch die Verwahrung gefährlicher Straftäter in Frage kommen. Seit der Revision 2007 kann die Verwahrung auch losgelöst von einer psychiatrischen Diagnose angeordnet werden (Teichmann und Brack 2019), wenn aufgrund der Persönlichkeitsmerkmale des Täters, der Tatumstände und seiner gesamten Lebensumstände ein erhöhtes Rückfallrisiko anzunehmen ist. Der Hauptzweck der Maßnahme nach Art. 64 StGB richtet sich nach Sicherheitsinteressen der Allgemeinheit (BGer Kass H, 03.08.2001, 6a.10–2001, E.4b; AB Abs. S. 1999, 32), während der Rehabilitationsgedanke nur eine untergeordnete Rolle spielt, wobei selbst in der Verwahrung rehabilitative Mindestanforderungen bestehen (Urwyler 2019). Neben der Gefährlichkeit hat der Gesetzgeber in Abs. 1 des Art. 64 StGB Anlasstaten definiert, wobei die Schwere der Delikte als Ausdruck einer besonderen Gefährlichkeit verstanden wird. Gemeint sind Straftaten mit einer Mindeststrafe von fünf Jahren (sogenannte Katalogtaten wie Mord, vorsätzliche Tötung, schwere Körperverletzung, Vergewaltigung, Raub oder Geiselnahme). Diese müssen zu einer schweren Beeinträchtigung der physischen, psychischen oder sexuellen Integrität der geschädigten Person geführt haben, d. h., ein rein materieller Schaden (wie etwa bei Vermögensdelikten) genügt nicht (BGE 139 IV 57, E.1.3.1). Die Verwahrung kann wie alle anderen Maßnahmen sowohl bei schuldfähigen als auch schuldunfähigen Tätern angeordnet werden (Art. 19 Abs. 3 StGB).

Der Angelpunkt ist die künftige Gefährlichkeit sowie die (relative) Unbehandelbarkeit des Täters, wobei die 64er-Maßnahme eine ultima ratio darstellt (BGer, StrA 14.09.2015, 6b_8/2015, E.2.2). Bestehen Erfolgsaussichten einer therapeutischen Maßnahme, ist die Anordnung einer Verwahrung unzulässig (BGE 134 IV 315, E.3.4 und 3.5). Während ein pädosexueller Täter, der ein schweres Sexualdelikt begangen hat und eine ungünstige Kriminalprognose aufweist, in Deutschland unmittelbar nach § 66 D-StGB verwahrt werden könnte, wird in der Schweiz aus Gründen der Verhältnismäßigkeit (zunächst) ein vollzugsbegleitender Therapieversuch im Rahmen einer Maßnahme nach Art. 59 oder 63 StGB unternommen. Im Falle eines Scheiterns des Behandlungsversuchs käme über ein sogenanntes Nachverfahren (Art. 62c StGB) eine Umwandlung in eine Verwahrung nach Art. 64 StGB in Frage. Zwar kann grundsätzlich bei Ersttätern mit einer schlechten Behandlungsprognose direkt eine Verwahrung angeordnet werden. Die dafür erforderliche Behandlungsprognose dürfte aber regelmäßig schwer zu begründen sein. Entscheidend für die Anordnung einer Verwahrung ist daher letztlich die Behandlungsprognose, wobei nach Stimmen in der Literatur lediglich 30–50 Straftäter in der gesamten Schweiz als unbehandelbar anzusehen seien (Bundesrat 2015). Der Vollzug einer Verwahrung in Strafanstalten ist die Regel (Brägger 2018), aber auch Platzierungen in Kliniken oder privaten Wohnheimen (Weber und Schaub 2018) kommen vor. Für Verwahrte ist eine psychiatrische Betreuung zu gewährleisten, um depressiven Reaktionen oder anderen psychischen Folgen der Verwahrung Rechnung zu tragen (Art. 64 Abs. 4 StGB). Anders als das Bundesverfassungsgericht in Deutschland hat das schweizerische Bundesgericht nur ansatzweise eine explizite Diskussion über ein allfälliges »Abstandgebot« im Verwahrungsvollzug geführt (vgl. BGE 6B_264/2021).

Die ordentliche Verwahrung ist zeitlich unbefristet und kann grundsätzlich bis zum Tod des Verwahrten dauern, wenn die Rückfallgefahr und negative Behandlungsprognose so lange andauern. Allerdings muss die Möglichkeit einer bedingten Entlassung regelmäßig durch die Vollzugsbehörde überprüft werden. Dies gilt bereits ab dem Zweidrittelzeitpunkt bei einer vorangehend vollzogenen Strafe (Art. 64 Abs. 3 StGB) und schließlich nach Anordnung der Verwahrung (Art. 64b Abs. 1 lit. a StGB: zunächst zwei Jahre nach der Anordnung, danach jährlich). Eine bedingte Entlassung aus der Verwahrung ist zu gewähren, wenn anzunehmen ist, dass der Täter sich in der Freiheit bewährt (Art. 64a Abs. 1). Zwischen 2004 und 2017 wurden insgesamt 27 Personen aus der ordentlichen Verwahrung entlassen (Bretschneider et al. 2018). Sodann ist mindestens alle zwei Jahre und erstmals vor Antritt der Verwahrung zu prüfen, ob die Voraussetzungen für eine stationäre therapeutische Behandlung gegeben sind (Art. 64b Abs. 1 lit. b StGB i.V.m. Art. 65 Abs. 1 StGB). Ist Letzteres der Fall, wird nachträglich eine stationäre Maßnahme (oft zuerst in einer geschlossenen Einrichtung) angeordnet.

2.4.2 Die lebenslängliche Verwahrung

Am 03.05.2000 wurde eine eidgenössische Volksinitiative unter dem Titel »Lebenslange Verwahrung für nicht therapierbare, extrem gefährliche Sexual- und Gewaltstraftäter« von der Selbsthilfegruppe »Licht der Hoffnung« eingereicht. Am 08.02.2004 trat die sog. Verwahrungsinitiative in Kraft. Seitdem kann das Gericht eine lebenslange Verwahrung anordnen, die in Art. 64 Abs. 1bis StGB geregelt ist. Wie bei der ordentlichen Verwahrung wurde ein Anlasstatenkatalog formuliert (Mord, vorsätzliche Tötung, schwere Körperverletzung, Raub, Vergewaltigung, sexuelle Nötigung, Freiheitsberaubung, Entführung, Geiselnahme, Menschenhandel, Völkermord oder Verletzung des Völkerrechts im Falle bewaffneter Konflikte nach den Art. 108–113 des Militärgesetzes StGB), wobei als weitere Erfordernis der Täter *besonders schwere* Beeinträchtigung der physischen, psychischen oder sexuellen Integrität Dritter verursacht haben muss bzw. eine solche verursachen wollte. Die Wahrscheinlichkeit, dass der Täter Verbrechen ähnlicher Art, wie sie im Anlasskatalog aufgezählt sind, begehen wird, muss sehr hoch sein. Die in Frage kommenden Straftäter können psychisch gestört oder nicht sein, wobei das Scharnier dieses Artikels die Frage einer *dauerhaften Untherapierbarkeit* ist (Heer und Habermeyer 2018). Gemäß Bericht der Arbeitsgruppe Verwahrung geht es dabei um eine chronische Untherapierbarkeit bzw. eine definitive Therapieresistenz, die auf Lebenszeit unveränderlich ist (Kunz und Stratenwerth 2005). Diese Anforderung wurde vom Bundesgericht übernommen. Lebenslänglich verwahrt werden darf nur, wer auf Lebzeiten keiner Behandlung zugänglich ist (BGE 140 IV 1). Aus forensisch-psychiatrischer Sicht lässt sich aufgrund zahlreicher, mit fortschreitender Zeit ansteigender Unsicherheitsfaktoren und eines lebenslangen Entwicklungsprozesses, in dem sich jedes Individuum befindet, eine Untherapierbarkeit auf einen derart langen Zeithorizont hinaus nicht prognostizieren (Nedopil 2006). Aus diesen Gründen ist die lebenslängliche Verwahrung (bis auf eine Person aus dem Kanton Thurgau, die das erstinstanzliche Urteil nicht angefochten hat) toter Buchstabe geblieben.

Kommt eine lebenslange Verwahrung in Frage, sind im Strafverfahren zwei Sachverständigengutachten von voneinander unabhängigen und erfahrenen Personen einzuholen (Art. 56 Abs. 4bis StGB). Unabhängigkeit meint in diesem Zusammenhang, dass die jeweiligen Gutachter die betroffene Person weder behandelt noch in einer anderen Weise betreut haben und sich im Gutachtensprozess nicht untereinander austauschen dürfen (Heer und Habermeyer 2018). Beide Gutachten müssen übereinstimmend die Eingangsmerkmale für eine lebenslange Verwahrung stützen.

2.5 Fachkommission

Bei Tätern, die eine Tat im Sinne von Art. 64 Abs. 1 StGB begangen haben, muss die zuständige Behörde bei freiheitsentziehenden Sanktionen (Freiheitsstrafen, stationäre Maßnahmen, Verwahrung) Entscheide, die Vollzugsöffnungen betreffen, i. d. R. zusätzlich auf die Anhörung einer Kommission aus Vertretern der Strafverfolgungs- und Vollzugsbehörden sowie der Psychiatrie stützen. Die Fachkommissionen verstehen sich als beratende Instanzen für Vollzugsbehörden. Sie arbeiten im Referentensystem unter Vorsitz eines Präsidenten. Sie wurden mitunter als Reaktion auf den sog. »Zollikerberg-Mord« im Jahr 1993 gegründet, als ein mehrfach einschlägig vorbestrafter Sexualstraftäter in einem unbegleiteten Ausgang eine Pfadfinderin getötet hatte (Rohner 2016).

Eine Vorlagepflicht besteht, wenn bei gegebener Anlasstat nach Art. 64 StGB die Frage der Gemeingefährlichkeit des Straftäters durch die Vollzugsbehörde nicht eindeutig beantwortet werden kann (Art. 75a StGB). Sodann bestehen im Maßnahmenrecht spezifische Vorlagepflichten wie z. B. bei der bedingten Entlassung aus der Verwahrung (Art. 64b StGB) oder einer stationären Maßnahme, wenn die betroffene Person für eine Anlasstat nach Art. 64 StGB verurteilt wurde (Art. 62d Abs. 2 StGB). Aufgabe der Fachkommission ist weniger die Einschätzung von Therapiewilligkeit, Therapiefähigkeit und Behandelbarkeit, sondern vielmehr eine Legalprognose in Bezug auf eine Vollzugslockerung zu erstellen. Diese enthält Aussagen zur Rückfall- und Fluchtgefahr. Die Prognose bezieht sich dabei auf die Fragen, ob ein Täter sich mit seinem Delikt, dessen

Ursachen und Folgen auseinandergesetzt hat, eine Veränderungsbereitschaft und Verantwortungsübernahme zeigt und Risikosituationen sowie Bewältigungsstrategien kennt. Dabei soll die gesamte Aktenlage berücksichtigt werden, in der Gesamtschau sind Widersprüche, Unklarheiten oder problematische Betreuungsverhältnisse zu adressieren. Die Kommission kann daher im Sinne eines Qualitätsmanagements auch auf Mängel in Vollzugs- oder Behandlungsberichten oder in Gutachten hinweisen (Rohner 2016).

Einerseits bietet die externe Evaluation einer Behandlung durch ein professionelles Fachgremium im Gegensatz zur deutschen Praxis der Strafvollstreckungskammern Vorteile, z. B. hinsichtlich einer Zweiteinschätzung durch ein interdisziplinäres Gremium und eines neutralen Blicks auf eine Behandlungssituation im Sinne einer Vorbeugung von Fehlschlüssen. Kritische Stimmen monieren, dass die Kommissionen häufig auch von Bedenkenträgern geprägt sind, wodurch notwendige Lockerungen verhindert und Entlassungsperspektiven (unnötig) verzögert werden. Die vielschichtige Diskussion über Vor- und Nachteile der Fachkommissionen bildet sich bei Heer et al. (2017) ab.

2.6 Zahlen und Fazit

Das Schweizerische Bundesamt für Statistik erhebt zur Evaluation von Kriminalität und Strafrecht seit 1984 Daten erwachsener Straftäter betreffend die Anordnung einer Maßnahme. Die Strafurteilsstatistik basiert auf den im Strafregister eingetragenen Urteilen (Bundesamt für Statistik – Kriminalität und Strafecht). Da Urteile erst eingetragen werden, wenn sie rechtskräftig sind, verfälschen lange Rechtsmittelverfahren bei schweren Delikten die Statistik, was die jüngsten Erhebungsjahre angeht. Bedenkt man, dass im Jahr 2021 insgesamt 97.386 Erwachsene für ein Vergehen oder Verbrechen verurteilt worden sind, stellen die Maßnahmen mit 471 Verurteilungen lediglich einen geringfügigen Anteil am Sanktionenwesen der Schweiz dar (Bundesamt für Statistik 2022).

Tab. 2.3: Entwicklung Verurteilungen nach Art der Maßnahme bis 2018 nach Stand des Strafregisters am 15.05.2022 (BFS – Statistik Strafurteilsstatistik [SUS])

Jahr	Total	Verwahrung[1] (Art. 64 StGB)	Verwahrung von Gewohnheitsverbrechern[2] (Art. 42a StGB)	Stationäre Behandlung von psychischen Störungen[3] (Art. 59 StGB)	Stationäre Suchtbehandlung[4] (Art. 60 StGB)	Ambulante Behandlung[5] (Art. 63 StGB)	Mn. für junge Erwachsene[6] (Art. 61 StGB)
1986	767	9	16	42	302	341	57
1996	1053	14	5	17	304	656	57
2006	736	28	0	67	120	478	0
2010	713	7	0	150	159	378	40
2014	494	4	0	98	87	290	34
2018[7]	413	7	0	115	59	233	14

[1] Vor 01.01.2007: Verwahrung von geistig Abnormen (Art. 43 Ziff. 1 Abs. 2 aStGB)
[2] Aufgehoben: 01.01.2007
[3] Vor 01.01.2007: Stationäre Maßnahme an geistig Abnormen (Art. 43 Ziff. 1 Abs. 1 aStGB)
[4] Vor 01.01.2007: Stationäre Behandlung von Trunk- und Rauschgiftsüchtigen (Art. 44 Ziff. 1/6 aStGB)
[5] Vor 01.01.2007: Ambulante Behandlung geistig Abnormer (Art. 43 Ziff.1 Abs. 1 und Trunk- und Rauschgiftsüchtiger (Art.44. Ziff. 1/ 6 aStGB)
[6] Vor 01.01.2007: Einweisung in eine Arbeitserziehungsanstalt (Art. 100bis aStGB)

2 Das System der Schweizer Maßnahmen – eine Übersicht

Tab. 2.4: Entwicklung Verurteilungen nach Art der Maßnahme seit 2018 nach Stand des Strafregisters am 15.05.2022 (BFS – Statistik Strafurteilsstatistik [SUS])

Jahr	Total[1]	Verwahrung (Art. 64 StGB)	Stationäre Behandlung von psychischen Störungen (Art. 59 StGB)	Stationäre Suchtbehandlung (Art. 60 StGB)	Ambulante Behandlung (Art. 63 StGB)	Mn. für junge Erwachsene (Art. 61 StGB)
2018	462	7	127	64	265	15
2019	491	4	122	64	294	18
2020	522	3	123	78	304	21
2021[2]	471	4	96	77	273	27

[1] Für die Auswertung werden nur Vergehen und Verbrechen berücksichtigt, da nicht alle Übertretungen im Strafregister eingetragen werden. Zudem werden nur die Verbrechen und Vergehen gegen das Strafgesetzbuch (StGB), das Strassenverkehrsgesetz (SVG), das Betäubungsmittelgesetz (BetmG) oder das Ausländer- und Integrationsgesetz (AIG) berücksichtigt.
[2] Die Strafurteilsstatistik der Erwachsenen (SUS) basiert auf den im Strafregister eingetragenen Urteilen. Die Verurteilungen werden im Register erst erfasst, wenn das Urteil rechtskräftig wird. Die Behandlung von möglichen Rekursen kann Jahre in Anspruch nehmen. Wird das erstinstanzliche Urteil bestätigt, dann wird es ins Strafregister mit dem erstinstanzlichen Entscheiddatum registriert. Aus diesem Grund kann es vor allem bei schweren Straftaten mehrere Jahre dauern, bis alle in einem Jahr gefällten Urteile im Strafregister eingetragen sind und in der Statistik erscheinen. Demzufolge ist die Entwicklung der Zeitreihen in den jüngsten Erhebungsjahren bei Urteilen mit schweren Straftaten nicht aussagekräftig. Es kann nicht davon ausgegangen werden, dass die Zahlen bereits vollständig sind.

Die Zahl der Anordnungen einer Maßnahme hat zwischen den 80er Jahren und der aktuellen Dekade stark geschwankt. Am häufigsten werden ambulante Maßnahmen nach Art. 63 StGB angeordnet. Die stationäre Suchtmaßnahme nach Art. 60 StGB wird nur noch selten angeordnet. Die Anordnung stationärer Maßnahmen nach Art. 59 StGB ist, nachdem sie bis in die 2000er Jahre hinein eher selten zur Anwendung kam, seit der Rechtsrevision von 2007 mit zwischen 100 und 150 Klienten stabil. Einweisungen in Einrichtungen für junge Erwachsene sind seltener geworden. Insgesamt sind heute zwar weniger Patienten in Maßnahmen als früher, dafür verweilen die betroffenen Personen dort länger. Die dargestellten Zahlen divergieren auch deshalb gravierend, weil der Anwendungsbereich der Verwahrung vor der Revision 2007 breiter angelegt war. Die Tabelle für die letzten vier Jahre (▶ Tab. 2.4) ist aufgrund noch laufender Verfahren nicht ganz so aussagekräftig wie die Tabelle bis 2018 (▶ Tab. 2.3).

Bei den Verwahrungen ist um das Jahr 2006, als die Verwahrung nach neuem Recht die sog. »Verwahrung geistig Abnormer« nach Art. 43.1.2 aStGB ablöste, ein Rückgang zu verzeichnen. Aufgrund langwieriger Umwandlungsverfahren sind erst die Zahlen ab 2010 repräsentativ für den aktuellen Stand Verwahrter in der Schweiz.

Tab. 2.5: Entwicklung mittlerer Insassenbestand Verwahrter nach Art. 64 StGB am 18.10.2022 (BFS – Statistik des Vollzugs von Sanktionen)

Jahr	Gesamt	Verwahrung
1986	390	124
1996	446	88
2006	581	138
2010	761	143
2014	908	908
2018	1.009	155
2019	1.025	151

Tab. 2.5: Entwicklung mittlerer Insassenbestand Verwahrter nach Art. 64 StGB am 18.10.2022 (BFS – Statistik des Vollzugs von Sanktionen) – Fortsetzung

Jahr	Gesamt	Verwahrung
2020	1.047	147
2021	1.035	145

Die Tabelle zeigt, dass sich ähnlich wie in Deutschland (Gairing et al. 2011) schon durch die Altersstruktur der Untergebrachten mit einem hohen Anteil von über 60-Jährigen die Frage stellt, ob in dieser Maßnahme in der Tat ein (noch) besonders risikobehaftetes Klientel untergebracht ist. Darüber hinaus lassen sich auch in der Schweiz Fälle identifizieren, die trotz einer schweren Erkrankung und Behandlungserfordernissen jahre- bis jahrzehntelang in der Verwahrung fehluntergebracht waren (Steinau et. al).

Literatur

American Psychological Association (APA) (Hrsg) (2015) DSM-5. Diagnostisches und Statistisches Manual Psychischer Störungen. Göttingen: Hogrefe Verlag.

Bernard S (2018) Freiheitsentziehendes Massnahmenrecht oder freiheitsentziehende Massnahmen jenseits des Rechts? In: Kuhn A, Schwarzenegger C, Vuille J (Hrsg.) Strafverfolgung – Individuum – Öffentlichkeit im Spannungsfeld der Wahrnehmung/Justice pénale – Individus Opinion publique, Diversité des perceptions. Bern: Stämpfli Verlag. S. 139–166.

Best DW, Lubman DI (2012) The recovery paradigm: A model of hope and change for alcohol and drug addiction. Australian family physician 41(8): 593–597.

Brägger B (2018) Der Verwahrungsvollzug in der Schweiz im Lichte der neueren Rechtsprechung des Europäischen Gerichtshofs für Menschenrechte und des deutschen Bundesverfassungsgerichts. In: Queloz N, Noll T, von Mandach L, Delgrande N (Hrsg.) Überwachen und Strafen: Neuere Entwicklungen im Justizvollzug/Surveiller et punir: nouvelles évolutions dans l'exécution des sanctions pénales. Bern: Stämpfli Verlag. S. 121–144.

Bretschneider F, Falxa J, Isenhardt A et al. (2018) Überwachen und Strafen: Neuere Entwicklungen im Justizvollzug/Surveiller et punir: nouvelles évolutions dans l'exécution des sanctions pénales. Bern: Stämpfli Verlag.

Bundesamt für Statistik (2022) Strafurteilsstatistik (SUS). Erwachsenensanktionen.Hauptanktion, Massnahmen und Untersuchungshaft 2020–2021. (Zugriff am 12.01.2022).

Bundesamt für Statistik (BFS) (2018) Polizeiliche Kriminalstatistik (PKS) Jahresbericht 2018 der polizeilich registrierten Straftaten. Neuchâtel.

Bundesrat (2015) Verwahrungspraxis in der Schweiz; Bericht in Erfüllung des Postulats 13.3978 Rickli vom 27. September 2013.

de Tribolet-Hardy F, Lehner C, Habermeyer E (2015) Forensische Psychiatrie ohne Diagnosen. Forensische Psychiatrie, Psychologie, Kriminologie 9(3): 164–170.

Dölling D, Laue C, Kreuzer A et al. (2009) Drogendelinquenz. In: Kröber H-L, Dölling D, Leygraf N, Sass H. (Hrsg.) Handbuch der Forensischen Psychiatrie, Bd. 4. Steinkopff Verlag. S 497–577.

Graf M, Habermeyer E, Heer M et al. (2019) Delikt- vs. Störungsorientierte Therapie – ein Widerspruch? In: Heer M, Habermeyer E, Bernard S (Hrsg.) Die schwere psychische Störung als Voraussetzung von therapeutischen Massnahmen. Bern: Stämpfli Verlag. S. 139–150.

Habermeyer E, Mokros A, Briken P (2020) »Die Relevanz eines kohärenten forensischen Beurteilungs- und Behandlungsprozesses«: großer Wurf oder alter Wein in undichtem Schlauch? Forens Psychiatr Psychol Kriminol 14: 212–219.

Heer M, Habermeyer E (2018) Art. 59 StGB zur »schweren psychischen Störung« im Sinne von Art. 59 StGB und zum Zusammenhang der Störung mit der begangenen Anlasstat., Bd 6-41. Basler Kommentar.

Herdener M, Dürsteler KM, Seifritz E et al. (2017) Changes in substance use in patients receiving opioid substitution therapy and resulting clinical challenges: A 17-year treatment case register analysis. The Lancet Psychiatry 4(4): 302–309.

Höfer F, Caflisch C, Herdener M, Habermeyer E (2020) Das schweizerische System ambulanter Maßnahmen als Alternative zum geschlossenen Vollzug gemäß § 64 StGB. In: Müller JL, Koller M (Hrsg.) Reformansätze zur Unterbringung nach § 64 StGB: Der zweischneidige Erfolg der Unterbringung in einer Entziehungsanstalt. Stuttgart: Kohlhammer. S. 137–161.

Kröber H-L (2020) Rehabilitative ressourcenorientierte Therapie mit Straffälligen – eine Kritik von »Deliktbearbeitung« und »Rückfallvermeidungsplänen«. Forensische Psychiatrie, Psychologie, Kriminologie 14(1): 58–66.

Kunz K-L, Stratenwerth G (2005) Zum Bericht der Arbeitsgruppe »Verwahrung«. Schweizerische Zeitschrift für Strafrecht 123(1): 2–17.

Lehner C (2020) Strafrechtliche Behandlungsmassnahmen abseits von zuverlässigen Diagnosen. sui generis 2020: 147–164.

Manzoni P, Baier D, Eberitzsch S (2018) Zum Umgang mit Jugendkriminalität in der Schweiz. In: Dollinger B, Schmidt-Semisch H (Hrsg.) Handbuch Jugendkriminalität. 3. Aufl. Wiesbaden: Springer VS. S. 119–136.

Marlatt GA, Larimer ME, Witkiewitz K (2011) Harm reduction: Pragmatic strategies for managing high-risk behaviors. London/New York: Guilford Press.

Menzi P (2012) Schadensminderung – unverzichtbarer Teil einer kohärenten Suchtpolitik. SuchtMagazin 2012(2): 27–33.

Nedopil N (2006) Prognosen in der forensischen Psychiatrie – Ein Handbuch für die Praxis. Lengerich: Pabst Science Publishers.

Rohner B (2016) Die Fachkommission zur Beurteilung gefährlicher Straftäter nach Art. 62d Abs. 2 StGB. University of Zurich.

Schmeck K, Schlüter-Müller S, Resch F (2012) Persönlichkeitsstörungen. In: Fegert JM, Eggers C, Resch F. (Hrsg.) Psychiatrie und Psychotherapie des Kindes- und Jugendalters. 2. Aufl. Springer. S 717–734.

Stürm M, Schmalbach S (2012) Voraussetzungen und Rahmenbedingungen deliktorientierter Therapien. In: Endrass J, Rossegger A, Urbanio F, Borchard BInterventionen bei Gewalt- und Sexualstraftätern: Risk-Management, Methoden und Konzepte der forensischen Therapie. Berlin: Medizinisch wissenschaftliche Verlagsgesellschaft. S 183–192.

Teichmann F, Brack A (2019) Abwägung zwischen zwei Sanktionsarten. Bulletin des médecins suisses 100(25): 856–858.

Urwyler T (2018) Untermassverbot bei therapeutischen Massnahmen nach Art. 59–61 und 63 StGB. Ein Beitrag zur Anwendung eines wenig beachteten Aspekts der Verhältnismässigkeitsprüfung. Aktuelle Juristische Praxis (AJP)/Pratique Juridique Actuelle (PJA) 2018(12): 1478–1485.

Urwyler T (2019) BGer 6B_237/2019: Vierfachmord von Rupperswil. Aktuelle Juristische Praxis (AJP)/Pratique Juridique Actuelle (PJA) 2019(7): 753

Urwyler T, Braunschweig M, Noll T et al. (2022) Indikation der Opioidagonistentherapie (OAT) im Justizvollzug. Jusletter. (1129): online.

Urwyler T, Sidler C, Aebi M (2021) Massnahmen für junge Erwachsene nach Art. 61 StGB – Beurteilung der erheblich gestörten Persönlichkeitsentwicklung. Basel: Helbing Lichtenhahn Verlag.

Weber J, Schaub J (2018) Die Platzierung von verwahrten Personen in privaten Wohnheimen bei besonderer Pflegebedürftigkeit. sui generis 2018: 164–176.

Weber J, Schaub J, Bumann-Pacozzi CM, Sacher K (2016) Anordnung und Vollzug stationärer therapeutischer Massnahmen gemäss Art. 59 StGB mit Fokus auf geschlossene Strafanstalten bzw. geschlossene Massnahmeneinrichtungen. Studie zuhanden der Nationalen Kommission zur Verhütung von Folter (NKVF).

WHO (Hrsg.) (2004) Internationale Klassifikation psychischer Störungen. ICD-10. Diagnostische Kriterien für Forschung und Praxis, Bd 3. Korrigierte Auflage. Bern: Hans Huber.

WHO (Hrsg.) (2022) International Classification of Diseases Eleventh Revision (ICD-11). Geneva: World Health Organization; License: CC BY-ND 3.0 IGO.

3 Das österreichische Maßnahmenvollzugsanpassungsgesetz 2022

Thomas Stompe

Einleitung

Im Dezember 2022 wurde im österreichischen Parlament mit den Stimmen der Österreichischen Volkspartei und der Grünen und gegen die Stimmen der Opposition das seit langem geplante Maßnahmenvollzugsanpassungsgesetz beschlossen. Geplant war eine Entlastung des österreichischen Maßnahmenvollzugs und eine Angleichung der Rechtssicherheit für psychisch kranke Straftäter, die verhältnismäßig leichte Delikte, wie Widerstand gegen die Staatsgewalt oder gefährliche Drohungen, begangen hatten.

3.1 Bisherige rechtliche Situation

Das Maßnahmengesetz regelt die Einweisung psychisch kranker oder gestörter nichtzurechnungs- und zurechnungsfähiger Rechtsbrecher in forensisch-psychiatrische Einrichtungen.

3.1.1 Die vorbeugende Maßnahme für schuldunfähige psychisch kranke Straftäter

War die Person schuldunfähig, so reichte für eine Einweisung in den Maßnahmenvollzug nach § 21 Abs. 1 StGB ([österreichisches] Strafgesetzbuch) bisher aus, dass sie ein Delikt begangen hatte, das mit mehr als einem Jahr Strafe bedroht ist, und die Kriminalprognose als ungünstig angesehen wurde.

Die Schuldunfähigkeit wird in § 11 StGB wie folgt definiert:

Zurechnungsunfähigkeit

§ 11 StGB. Wer zur Zeit der Tat wegen einer Geisteskrankheit, wegen einer geistigen Behinderung, wegen einer tiefgreifenden Bewusstseinsstörung oder wegen einer anderen schweren, einem dieser Zustände gleichwertigen seelischen Störung unfähig ist, das Unrecht seiner Tat einzusehen oder nach dieser Einsicht zu handeln, handelt nicht schuldhaft.

§ 21 Abs. 1 StGB in der bisherigen Fassung lautete:

Unterbringung in einer Anstalt für geistig abnorme Rechtsbrecher

§ 21 StGB. (1) Begeht jemand eine Tat, die mit einer ein Jahr übersteigenden Freiheitsstrafe bedroht ist, und kann er nur deshalb nicht bestraft werden, weil er sie unter dem Einfluss eines die Zurechnungsfähigkeit ausschließenden Zustandes (§ 11) begangen hat, der auf einer geistigen oder seelischen Abartigkeit von höherem Grad beruht, so hat ihn das Gericht in eine Anstalt für geistig abnorme Rechtsbrecher einzuweisen, wenn nach seiner Person, nach seinem Zustand und nach Art der Tat zu befürchten ist, dass er sonst unter dem Einfluss seiner geistigen oder seelischen Abartigkeit eine mit Strafe bedrohte Handlung mit schweren Folgen begehen werde.

Etwa 75 % der zurechnungsunfähigen Rechtsbrecher leidet an einer Erkrankung aus dem schizophrenen Formenkreis, 15 % unter einer Intelligenzminderung und 10 % an einer erworbenen hirnorganischen Störung. Etwa die Hälfte sind in zwei justizeigenen Einrichtungen (Justizanstalt Göllersdorf und Justizanstalt Asten) untergebracht, der Rest in geschlossenen forensischen Abteilungen regionaler psychiatrischer Krankenhäuser. Die daraus entstehenden Kosten werden den Einrichtungen vom Justizministerium refundiert.

Lagen nach der Verhaftung hinreichende Gründe für die Annahme vor, dass die Voraussetzungen des § 21 Abs. 1 StGB gegeben seien, so hatte die Staatsanwaltschaft gem. § 429 Abs. 4 StPO ([österreichische] Strafprozessordnung) einen Antrag auf Unterbringung in eine Anstalt für geistig abnorme Rechtsbrecher zu stellen:

Vom Verfahren zur Unterbringung in einer Anstalt für geistig abnorme Rechtsbrecher nach § 21 Abs. 1 StGB

§ 429 StPO. (4) Liegt einer der im § 173 Abs. 2 und 6 angeführten Haftgründe vor, kann der Betroffene nicht ohne Gefahr für sich oder andere auf freiem Fuß bleiben oder ist eine ärztliche Beobachtung erforderlich, so ist seine vorläufige Anhaltung in einer Anstalt für geistig abnorme Rechtsbrecher oder seine Einweisung in eine öffentliche Krankenanstalt für Geisteskrankheiten anzuordnen. [...]

Sollte sich die psychische Verfassung im Rahmen der vorläufigen Anhaltung vor der Hauptverhandlung so weit bessern, dass kein weiteres schweres Delikt zu befürchten war, so konnte das Gericht nach § 45 StGB von einer unbedingten Einweisung in den Maßnahmenvollzug absehen:

Bedingte Nachsicht von vorbeugenden Maßnahmen

§ 45 StGB. (1) Die Unterbringung in einer Anstalt für geistig abnorme Rechtsbrecher ist bedingt nachzusehen, wenn nach der Person des Betroffenen, seinem Gesundheitszustand, seinem Vorleben, nach der Art der Tat und nach seinen Aussichten auf ein redliches Fortkommen, insbesondere nach einem während vorläufiger Anhaltung nach § 429 Abs. 4 StPO oder eines Vollzugs der Untersuchungshaft durch vorläufige Unterbringung nach § 438 StPO erzielten Behandlungserfolg, anzunehmen ist, dass die bloße Androhung der Unterbringung in Verbindung mit einer Behandlung außerhalb der Anstalt [...] ausreichen werde, um die Gefährlichkeit, gegen die sich die vorbeugende Maßnahme richtet, hintanzuhalten.

Vorläufig nach § 429 Abs. 4 StPO untergebrachte Patienten werden schwerpunktmäßig ebenfalls in justizeigenen Abteilungen der Justizanstalt Wien-Josefstadt behandelt.

Wurde der Betroffene unbedingt in die vorbeugende Maßnahme eingewiesen, so galten folgende gesetzliche Voraussetzungen für die bedingte Entlassung:

Zwecke der Unterbringung

§ 164 StVG ([österreichisches] Strafvollzugsgesetz). (1) Die Unterbringung in einer Anstalt für geistig abnorme Rechtsbrecher soll die Untergebrachten davon abhalten, unter dem Einfluss ihrer geistigen oder seelischen Abartigkeit mit Strafe bedrohte Handlungen zu begehen. Die Unterbringung soll den Zustand der Untergebrachten soweit bessern, dass von ihnen die Begehung mit Strafe bedrohter Handlungen nicht mehr zu erwarten ist, und den Untergebrachten zu einer rechtsschaffenden und den Erfordernissen des Gemeinschaftslebens angepassten Lebenseinstellung zur verhelfen.

Dauer der mit Freiheitsentziehung verbundenen vorbeugenden Maßnahmen

§ 25 StGB. (1) Vorbeugende Maßnahmen sind auf unbestimmte Zeit anzuordnen. Sie sind so lange zu vollziehen, wie es ihr Zweck erfordert. [...]
(2) Über die Aufhebung der vorbeugenden Maßnahme entscheidet das Gericht.
(3) Ob die Unterbringung in einer Anstalt für geistig abnorme Rechtsbrecher [...] noch notwendig ist, hat das Gericht von Amts wegen mindestens alljährlich zu prüfen.
[...]

Entlassung aus einer mit Freiheitsentziehung verbundenen vorbeugenden Maßnahme

§ 47 StGB. (2) Die bedingte Entlassung aus einer mit Freiheitsentziehung verbundenen vorbeugenden Maßnahme ist zu verfügen, wenn nach der Aufführung und der Entwicklung des Angehalten in der Anstalt, nach seiner Person, seinem Gesundheitszustand, seinem Vorleben und nach seinen Aussichten auf ein redliches Fortkommen anzunehmen ist, dass die Gefährlichkeit, gegen die sich die vorbeugende Maßnahme richtet, nicht mehr besteht.

Die Aufenthaltsdauer im Maßnahmenvollzug hing somit vom Abbau der krankheitsspezifischen Gefährlichkeit, die zum Einweisungsdelikt geführt hatte, ab. Sie war prinzipiell zeitlich nicht beschränkt. Die Entlassung erfolgte bedingt mit Auflagen:

Erteilung von Weisungen und Anordnung der Bewährungshilfe

§ 50 StGB. (1) Wird einem Rechtsbrecher die Strafe oder die mit Freiheitsentziehung verbundene vorbeugende Maßnahme bedingt nachgesehen, oder wird er aus einer Freiheitsstrafe oder einer mit Freiheitsentziehung verbundenen vorbeugenden Maßnahme bedingt entlassen, so hat das Gericht ihm Weisungen zu erteilen oder Bewährungshilfe anzuordnen, soweit das notwendig oder zweckmäßig ist, um den Rechtsbrecher von weiteren mit Strafe bedrohten Handlungen abzuhalten. [...]

3.1.2 Die vorbeugende Maßnahme für schuldfähige psychisch kranke oder gestörte Straftäter

War die Person zum Tatzeitpunkt zwar psychisch gestört oder krank, ohne jedoch schuldunfähig zu sein, so wurde sie in den Maßnahmenvollzug gem. § 21 Abs. 2 StGB eingewiesen:

Unterbringung in einer Anstalt für geistig abnorme Rechtsbrecher

§ 21 StGB. (2) Liegt eine solche Befürchtung vor, so ist in eine Anstalt für geistig abnorme Rechtsbrecher auch einzuweisen, wer, ohne zurechnungsunfähig zu sein, unter dem Einfluss seiner geistigen oder seelischen Abartigkeit von höherem Grad eine Tat begeht, die mit einer ein Jahr übersteigenden Freiheitsstrafe bedroht ist. In einem solchen Fall ist die Unterbringung zugleich mit dem Ausspruch über die Strafe anzuordnen.

Die überwiegende Zahl der nach § 21 Abs. 2 StGB untergebrachten Rechtsbrecher wurde mit den Diagnosen einer schweren Persönlichkeitsstörung und/oder einer Störung der Sexualpräferenz eingewiesen. Inzwischen kann nur ein relativ geringer Anteil in der ursprünglich für die

Behandlung dieser Klientel vorgesehenen Sonderanstalt Wien-Mittersteig behandelt werden. Der größere Teil muss in Sonderabteilungen der drei großen österreichischen Strafanstalten angehalten werden, in denen ein chronischer Mangel an Fachpersonal herrscht.

3.1.3 Unterbringung in einer Anstalt für entwöhnungsbedürftige Rechtsbrecher

Während in Deutschland ein massiver Anstieg von Personen zu verzeichnen ist, die nach § 64 des deutschen Strafgesetzbuches in den Maßregelvollzug eingewiesen werden, befinden sich in Österreich nur etwa 20–50 Straftäter in der dafür zuständigen Abteilung Justizanstalt Favoriten. Grund dafür sind die strengen rechtlichen Eingangsbedingungen für die Einweisung in den Maßnahmenvollzug für entwöhnungsbedürftige Rechtsbrecher nach § 22 StGB:

Unterbringung in einer Anstalt für entwöhnungsbedürftige Rechtsbrecher

§ 22 StGB. (1) Wer dem Missbrauch eines berauschenden Mittels oder Suchtmittels ergeben ist und wegen einer im Rausch oder sonst im Zusammenhang mit seiner Gewöhnung begangenen strafbaren Handlung oder wegen Begehung einer mit Strafe bedrohten Handlung im Zustand voller Berauschung (§ 287) verurteilt wird, ist vom Gericht in eine Anstalt für entwöhnungsbedürftige Rechtsbrecher einzuweisen, wenn nach seiner Person und nach der Art der Tat zu befürchten ist, dass er sonst im Zusammenhang mit seiner Gewöhnung an berauschende Mittel oder Suchtmittel eine mit Strafe bedrohte Handlung mit schweren Folgen oder doch mit Strafe bedrohte Handlungen mit nicht bloß leichten Folgen begehen werde.
(2) Von der Unterbringung ist abzusehen, wenn der Rechtsbrecher mehr als zwei Jahre in Strafhaft zu verbüßen hat, die Voraussetzungen für seine Unterbringung in eine Anstalt für geistig abnorme Rechtsbrecher vorliegen oder der Versuch einer Entwöhnung von vorherein aussichtslos scheint.

Bei etwas schweren Straftaten substanzabhängiger Personen erfolgt entweder eine normale Verurteilung oder bei Vorliegen einer Persönlichkeitsstörung die Einweisung nach § 21 Abs. 2 StGB.

3.1.4 Unterbringung in eine Anstalt für gefährliche Rückfallstäter

Noch strenger sind die Voraussetzungen für die Unterbringung in einer Anstalt für gefährliche Rückfallstäter nach § 23 StGB:

Unterbringung in einer Anstalt für gefährliche Rückfallstäter

§ 23 StGB. (1) Wird jemand nach Vollendung des 24. Lebensjahrs zu einer mindestens zweijährigen Freiheitsstrafe verurteilt, so hat das Gericht zugleich seine Unterbringung in einer Anstalt für gefährliche Rückfallstäter anzuordnen,
a. wenn die Verurteilung ausschließlich oder überwiegend wegen einer oder mehrerer vorsätzlicher Straftaten gegen Leib und Leben, gegen die Freiheit, gegen fremdes Vermögen unter Anwendung oder Androhung von Gewalt gegen eine Person, gegen die sexuelle Integrität und Selbstbestimmung, nach § 28 a des Suchtmittelgesetzes oder wegen einer oder mehrerer vorsätzlicher strafbarer Handlungen erfolgt,
b. wenn er bereits zweimal ausschließlich oder überwiegend wegen Handlungen der im Z 1 genannten Art zu Freiheitsstrafen in der Dauer von jeweils mehr als sechs Monaten verurteilt worden ist und deshalb vor Begehung der nunmehr abgeurteilten Handlungen, jedoch nach Vollendung des neunzehnten Lebensjahres mindestens achtzehn Monate in Strafhaft zugebracht hat und
c. wenn zu befürchten ist, dass er wegen seines Hanges zu strafbaren Handlungen der im Z 1 genannten Art oder weil er seinen Lebensunterhalt überwiegend durch solche strafbaren Handlungen zu gewinnen pflegt, sonst weiterhin solche strafbare Handlungen mit schweren Folgen begehen werde.
(2) Von der Unterbringung ist abzusehen, wenn die Voraussetzungen für die Unterbringung des Rechtsbrechers in einer Anstalt für geistig abnorme Rechtsbrecher vorliegen.
[...]

Hier handelt es sich um totes Recht, zurzeit befindet sich keine einzige Person in einer Anstalt für gefährliche Rückfallstäter. Die meisten Straftäter, die diese hier beschriebenen Kriterien erfüllen, sind in Österreich im Maßnahmenvollzug gemäß § 21 Abs. 2 StGB untergebracht.

3.2 Gründe für die Anpassung des Maßnahmenrechts

Die Finanzierung und Logistik des österreichischen Maßnahmenvollzugs obliegt dem Justizministerium. Die bisherigen gesetzlichen Regelungen führten zu zwei Problemen, welche der Gesetzgeber durch das Maßnahmenvollzugsanpassungsgesetz 2022 lösen wollte:

3.2.1 Anstieg der Prävalenz der Untergebrachten im Maßnahmenvollzug

Seit 1980 stieg die Prävalenz sowohl der nach § 21 Abs. 1 StGB untergebrachten, zurechnungsunfähigen Rechtsbrecher als auch der zurechnungsfähigen nach § 21 Abs. 2 StGB untergebrachten Rechtsbrecher kontinuierlich an. Seit 2015 stabilisierte sich die Stichtagsprävalenz der Untergebrachten nach § 21 Abs. 2 StGB auf einem Niveau um 450 Insassen, während die Prävalenz der zurechnungsunfähigen Maßnahmenpatienten von 2014 bis 2022 um das Doppelte auf nahezu 800 Insassen anstieg. (▶ Abb. 3.1).

Mit nur wenigen Ausnahmen überstieg die Zahl der jährlichen Einweisungen deutlich die Zahl der Entlassungen (▶ Abb. 3.2 und ▶ Abb. 3.3).

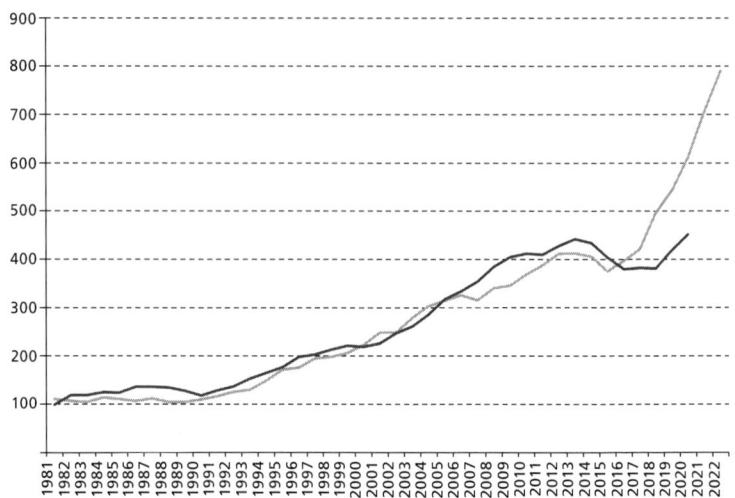

Abb. 3.1: Stichtagsprävalenz 1981 bis 2022 der Untergebrachten im Maßnahmenvollzug nach § 21 Abs. 1 (rot) und 2 (blau) StGB

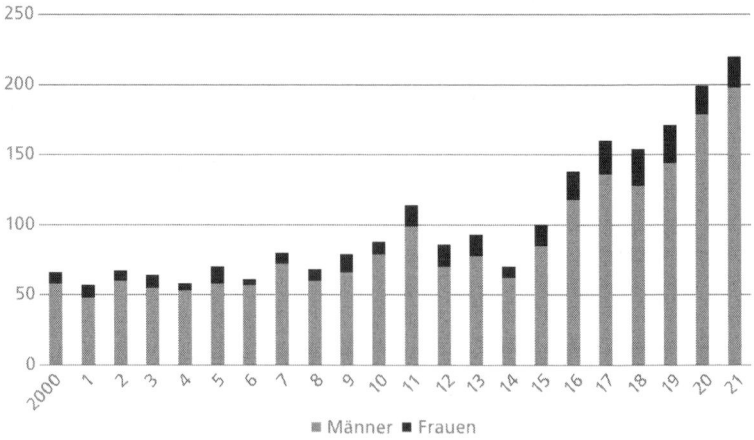

■ Männer ■ Frauen

Abb. 3.2: Einweisungen in den Maßnahmenvollzug nach § 21 Abs. 1 StGB nach Jahren, getrennt nach Frauen und Männern (nach Eher et al. 2022)

3 Das österreichische Maßnahmenvollzugsanpassungsgesetz 2022

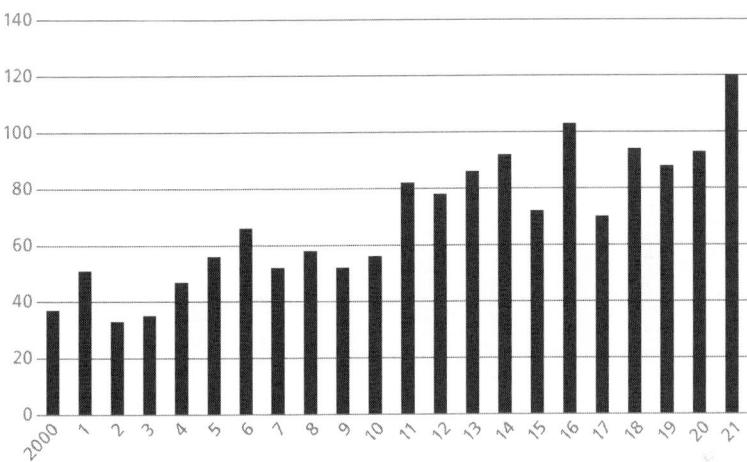

Abb. 3.3: Bedingte Entlassungen aus dem Maßnahmenvollzug nach § 21 Abs. 1 StGB (nach Eher et al. 2022)

Zuletzt wurden 220 Personen in den Maßnahmenvollzug nach § 21 Abs.1 StGB eingewiesen, im Vergleich dazu wurden im selben Jahr nur 120 Insassen entlassen. Der deutliche Anstieg der Einweisungen in den Maßnahmenvollzug ist allerdings nicht durch einen allgemeinen Anstieg der Kriminalität zu erklären. Zwischen 1980 und 2020 sank die Zahl der zu unbedingten Freiheitsstrafen verurteilten Täter um fast die Hälfte (▶ Abb. 3.4), während sich die Einweisungsinzidenzen in den Maßnahmenvollzug nach § 21 Abs. 1 StGB vervierfacht hatte.

Auch die vorläufigen Anhaltungen nach § 429 Abs. 4 StPO, d.h. von psychisch kranken Tätern, die schließlich nicht in den Maßnahmenvollzug eingewiesen wurden, stiegen kontinuierlich von 2000 bis 2020 an (▶ Abb. 3.5).

Die Ursachen für diese Entwicklungen, die in nahezu allen Ländern der westlichen Welt zu beobachten sind, sind vielgestaltig. Sie sind zum Teil mit den Auswirkungen der zur gleichen Zeit stattfindenden Reformen der allgemeinpsychiatrischen Versorgung und der Bereitschaft der Gerichte, psychisch kranke oder gestörte Straftäter mit relativ leichten Delikten in den Maßnahmenvollzug einzuweisen, zu erklären. Darüber hinaus machte

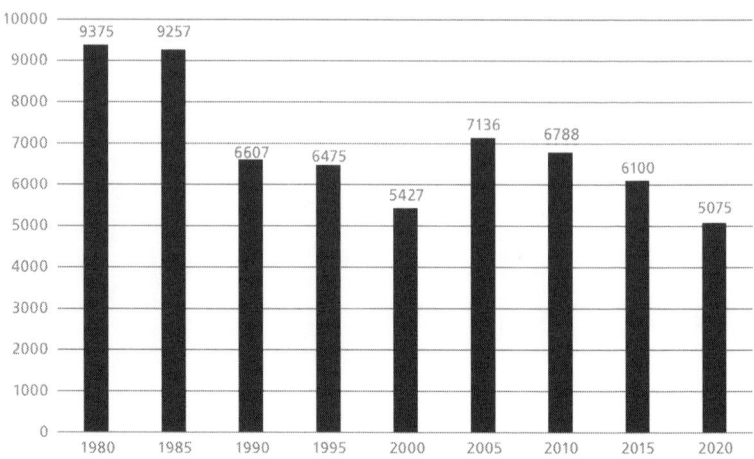

Abb. 3.4: Rechtskräftige Verurteilungen zu unbedingten Freiheitsstrafen 1980–2020 (Statistik Austria 2020 – Kriminalstatistik)

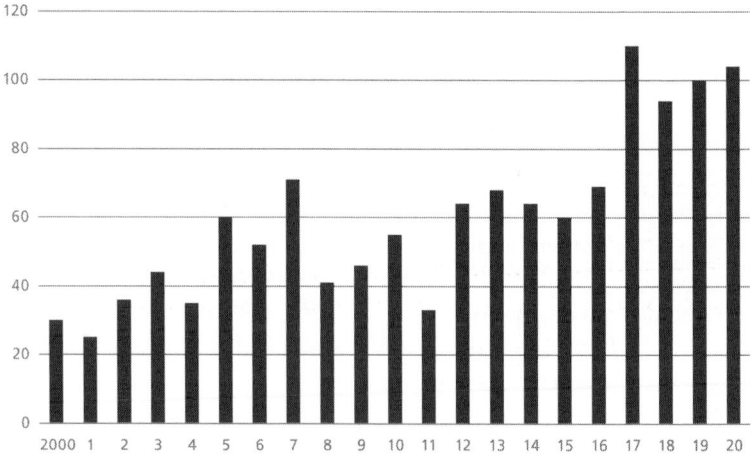

Abb. 3.5: Vorläufige Anhaltungen nach § 429 Abs. 4 StPO nach Jahren, ohne nachfolgende Einweisung in den Maßnahmenvollzug nach § 21 Abs. 1 StGB (nach Eher et al. 2022)

sich vor allem in den letzten Jahren die deutlich gestiegene Anzahl der eingewiesenen Migranten bemerkbar (Stompe und Keckeis 2017). In den letzten Jahren überstieg der Anteil der Eingewiesenen mit Migrationshintergrund bereits die 50%-Marke.

Die Zunahme der Prävalenz zurechnungsfähiger geistig abnormer Rechtsbrecher, die allerdings seit 2014 ein Plateau erreicht hat, hat vermutlich andere Ursachen (Schanda 2005). Im Maßnahmenvollzug nach § 21 Abs. 2 StGB werden vorwiegend persönlichkeitsgestörte und/oder paraphile Straftäter behandelt, die Delikte gegen die sexuelle Selbstbestimmung, vorwiegend sexueller Kindesmissbrauch und Vergewaltigung, begangen haben. Der Anstieg der Prävalenz ist mit hoher Wahrscheinlichkeit einer zunehmend kritischen Haltung in der Bevölkerung zu Sexualdelikten geschuldet, die sich auch im neuen Maßnahmenanpassungsgesetz abbildet (▶ Kap. 3.3).

3.2.2 Die Verletzung des Verhältnismäßigkeitsprinzips

Neben der Frage, wie eine adäquate Betreuung von psychisch kranken oder gestörten Rechtsbrechern bei den stark angestiegenen Einweisungsinzidenzen bei im Verhältnis nur mäßig angestiegenen Entlassungsinzidenzen zu gewährleisten ist, wurde ähnlich wie in Deutschland zunehmend die Verhältnismäßigkeit der freiheitsentziehenden Maßnahmen diskutiert.

Die vorliegenden Daten zeigen, dass die Anstiege der Einweisungsinzidenz und der Prävalenz und der vor allem im Maßnahmenvollzug nach § 21 Abs. 1 StGB eingewiesenen Straftäter, vorwiegend auf Personen zurückzuführen ist, die verhältnismäßig leichte Delikte wie gefährliche Drohung oder Widerstand gegen die Staatsgewalt begangen haben, Taten also, die normalerweise mit einem Jahr Freiheitsentzug bedroht sind (▶ Abb. 3.6).

Unsere Untersuchungen in der Justizanstalt Göllersdorf zeigten, dass es keinen Zusammenhang zwischen dem Schweregrad des Einweisungsdelikts und der Aufenthaltsdauer im Maßnahmenvollzug nach § 21 Abs. 1 StGB gibt. Dieses Ergebnis ist nicht ganz überraschend, da die Behandlung im Maßnahmenvollzug auf den Abbau der krankheitsspezifischen Gefährlichkeit, die zum Delikt geführt hat, abzielt. Der Schweregrad des Delikts ist da kein Kriterium. Im § 47 Abs. 2 StGB spricht der Gesetzgeber

Teil II Internationale Entwicklungen

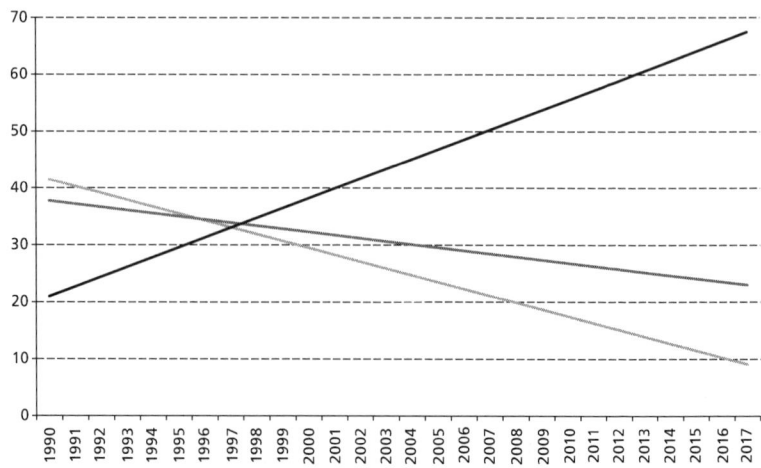

Abb. 3.6: Änderung der prozentuellen Anteile verschiedener Delikttypen an den jährlichen Einweisungsinzidenzen in den Maßnahmenvollzug nach § 21 Abs. 1 StGB (1990–2017)

sich klar dafür aus, dass die Gefährlichkeit, gegen die sich die vorbeugende Maßnahme richtet, nicht mehr bestehen soll und Aussichten auf ein redliches Fortkommen anzunehmen sein sollen. Hinweise, dass der Schweregrad des Einweisungsdelikts ein Kriterium für die Länge des Aufenthalts im Maßnahmenvollzug sein soll, finden sich hingegen nicht. Unsere Untersuchungen ergaben, dass auch die Art der Krankheit keine Rolle spielt für die Frage, wie lange eine Person im Maßnahmenvollzug untergebracht ist. Die entscheidenden Faktoren waren: ein frühes Alter beim Erstdelikt sowie ein früher Krankheitsbeginn. Weiters waren Kranke mit psychopatischen Persönlichkeitszügen länger in der Maßnahme, da sie im höheren Ausmaß intramurales, regelabweichendes und aggressives Verhalten zeigten.

Tab. 3.1: Relation der Aufenthaltsdauern im Maßnahmenvollzug zu dem im Strafgesetzbuch (StGB) vorgesehenen Strafrahmen

Delikt	Strafrahmen	Relation zum Strafrahmen		
		unter	im	über
Gefährliche Drohung: § 107(2)	1 bis 3 Jahre	0	28,6 %	71,4 %
Schwere Nötigung: § 106	6 Monate bis 5 Jahre	0	63,6 %	36,4 %
Schwere Körperverletzung: § 84	1 bis 5 Jahre	0	51,3 %	48,7 %
Mord/Mordversuch: § 75	10 Jahre bis lebenslang	76,7 %	23,3 %	–
Sexualdelikte: §§ 205–207	6 Monate bis 10 Jahre	0	76,5 %	23,5 %
Raub: § 131	6 Monate bis 5 Jahre	0	42,9 %	57,1 %
Diebstahl: §§ 127–129	6 Monate bis 5 Jahre	0	40,0 %	60,0 %
Brandstiftung: § 169	1 bis 10 Jahre	0	62,5 %	37,5 %
Widerstand Staatsgewalt	6 Monate bis 5 Jahre	0	100 %	0

Aus Sicht des Verhältnismäßigkeitsprinzips ist daher der Umstand kritisch zu bewerten, dass psychisch kranke Straftäter, die minderschwere Delikte wie Widerstand gegen die Staatsgewalt oder gefährliche Drohung begangen haben, deutlich länger im Maßnahmenvollzug behandelt werden, als es dem gesetzlich vorgegebenen Rahmen bei gesunden Straftätern entspricht (► Tab. 3.1). Auch der Vergleich der tatsächlichen Haftzeiten von gesunden Straftätern und der Aufenthalt von zurechnungsunfähigen psychisch kranken Straftätern im Maßnahmenvollzug bei leichten Delikten zeigte hier eine deutliche Benachteiligung der Patientengruppe die im Schnitt 4–5 Jahre aufgenommen waren. (► Tab. 3.2).

Tab. 3.2: Aufenthaltsdauern im Straf- und im Maßnahmenvollzug nach Delikten

Delikt	Maßnahme § 21/1 (N=235)	Haft (N=800)	p
Gefährliche Drohung	4,2 ± 3,7	1,6 ± 2,9	.049
Schwere Nötigung	4,5 ± 2,8	2,6 ± 0,9	n. s.
Schwere Körperverletzung	4,9 ± 4,9	2,5 ± 1,3	.000
Mord/Mordversuch	5,8 ± 6,4	11,2 ± 5,5	.000
Sexualdelikte	4,2 ± 5,6	3,9 ± 2,4	n. s.
Raub	6,9 ± 8,4	4,4 ± 3,1	.042
Diebstahl	6,5 ± 3,1	2,2 ± 1,3	.025
Brandstiftung	8,0 ± 4,8	5,5 ± 1,3	n. s.
Widerstand Staatsgewalt	2,1 ± 1,2	1,5 ± 2,6	n. s.

3.3 Änderungen durch das Maßnahmenvollzugsanpassungsgesetz 2022

Durch das Maßnahmenvollzugsanpassungsgesetz erfolgte in allen einschlägigen Gesetzestexten eine generelle Umbenennung von Anstalt für geistig abnorme Rechtsbrecher in forensisch-psychiatrisches Zentrum, was den therapeutischen Charakter des Maßnahmenvollzugs stärker hervorheben soll. Es ist zu hoffen, dass damit in Zukunft auch mehr therapeutische Ressourcen zur Verfügung gestellt werden. Wichtigere Veränderungen betreffen allerdings die Einweisungsmodalitäten in den Maßnahmenvollzug und die Zuständigkeit betreffend die Behandlung der vorläufig in die Maßnahme eingewiesenen Personen.

Mit der Anhebung des Strafrahmens auf Delikte, die mit mehr als drei Jahren Strafe bedroht sind, erhofft sich der Gesetzgeber eine Entlastung des Maßnahmenvollzugs. Darüber hinaus soll dadurch verhindert werden, dass Patienten mit leichten Delikten (Widerstand gegen die Staatsgewalt, gefährliche Drohungen) unter Umständen deutlich länger im Maßnahmenvollzug verbleiben als gesunde Straftäter für vergleichbare Delikte im Gefängnis.

3.3.1 Strafrechtliche Unterbringung in einem forensisch-therapeutischen Zentrum

§ 21 StGB n. F. (1) Wer eine Tat nach Abs. 3 unter dem maßgeblichen Einfluss einer schwerwiegenden und nachhaltigen psychischen Störung begangen hat und nur deshalb nicht bestraft werden kann, weil er im Zeitpunkt der Tat wegen dieser Störung zurechnungsunfähig (§ 11) war, ist in einem forensisch-therapeutischen Zentrum unterzubringen, wenn nach seiner Person, nach seinem Zustand und nach Art der Tat mit hoher Wahrscheinlichkeit zu befürchten ist, dass er sonst in absehbarer Zukunft unter dem maßgeblichen Einfluss seiner psychischen Störung eine mit Strafe bedrohte Handlung mit schweren Folgen begehen werde.
(2) Besteht eine solche Befürchtung, so ist in einem forensisch-therapeutischen Zentrum auch unterzubringen, wer, ohne zurechnungsunfähig zu sein, unter dem maßgeblichen Einfluss einer schwerwiegenden und nachhaltigen psychischen Störung eine Tat nach Abs. 3 begangen hat. In diesem Fall ist die Unterbringung zugleich mit der Verhängung der Strafe anzuordnen.
(3) Anlass einer strafrechtlichen Unterbringung können nur Taten sein, die mit mehr als einem Jahr Freiheitsstrafe bedroht sind. Wenn die angedrohte Freiheitsstrafe dieser Tat drei Jahre nicht überschreitet, muss sich die Befürchtung nach Abs. 1 auf eine gegen Leben und Leib gerichtete mit mehr als zwei Jahren Freiheitsstrafe bedrohte Handlung oder auf eine gegen die sexuelle Integrität und Selbstbestimmung gerichtete mit mehr als einem Jahr Freiheitsstrafe bedrohte Handlung beziehen. Als Anlasstaten kommen mit Strafe bedrohte Handlungen gegen fremdes Vermögen nicht in Betracht, es sei denn, sie wurden unter Anwendung von Gewalt gegen eine Person oder unter Drohung mit einer gegenwärtigen Gefahr für Leib oder Leben (§ 89) begangen.

Kommentar

Während nach der alten Gesetzgebung psychisch kranke oder gestörte Straftäter eingewiesen werden konnten, die ein Delikt begangen hatten, das mit zumindest einem Jahr Freiheitsstrafe bedroht war, so wurde nun de facto der Strafrahmen auf drei Jahre angehoben. Nur wenn eine neuerliche Begehung von Delikten gegen Leib und Leben, die mit mehr als zwei Jahren Strafe bedroht sind, oder wenn Handlungen gegen die sexuelle Integrität und Selbstbestimmung, die mit mehr als einem Jahr bedroht sind, mit hoher Wahrscheinlichkeit zu befürchten sind, erfolgt eine Einweisung in den Maßnahmenvollzug.

Der Gesetzgeber erhofft sich dadurch offenbar auf der einen Seite eine Entlastung der Maßnahmeneinrichtungen durch Senkung der Einweisungsinzidenz, zum anderen aber eine Wahrung des Verhältnismäßigkeitsprinzips. Mit der Anhebung des Strafrahmens entsteht allerdings eine »blinde Zone«. Zurechnungsunfähige, psychisch kranke Personen, die Taten begangen haben, die mit 1–2 Jahren bedroht sind, insbesondere Patienten, die gefährlich gedroht haben, haben keine weiteren rechtlichen Sanktionen oder Auflagen zu befürchten. Wie eine österreichische Untersuchung gezeigt hat (Meuschke 2014), greifen zivilrechtliche Freiheitsbeschränkungen durch das Unterbringungsgesetz gerade bei den Patienten, die wegen gefährlichen Drohungen in die Maßnahme eingewiesen wurden, häufig zu kurz. Gerade diese Personengruppe wurde im Vorfeld der Tat deutlich häufiger nach dem Unterbringungsgesetz untergebracht als etwa zurechnungsunfähige Patienten, die ein Tötungsdelikt begangen haben. Sie brachen die Behandlung an psychiatrischen Abteilungen auch unter Unterbringungsbedingungen häufig ab, flüchteten von der Abteilung und waren häufig nicht mehr einzubringen. Das österreichische Unterbringungsgesetz kennt drei Unterbringungskriterien, die zeitgleich vorliegen müssen: a. eine akute psychiatrische Erkrankung oder Störung, b. eine damit einhergehende ernstliche und erhebliche Selbst- oder Fremdgefährdung und c. das Nichtvorliegen einer zielführenden Behandlungsalternative. Wenn nur eines dieser drei unterbringungsrelevanten Kriterien nicht gegeben ist, so muss die Unterbringung aufgehoben werden. Da die Behandlungsbereitschaft von fremdgefährdenden psychisch Kranken üblicherweise als sehr niedrig einzuschätzen ist, greift das

Unterbringungsgesetz aller Voraussicht nach zu kurz, um diese Personen, die wegen gefährlichen Drohungen in den Maßnahmenvollzug eingewiesen wurden, adäquat unter den Bedingungen der allgemeinen Psychiatrie zu behandeln.

3.3.2 Die vorläufige Anhaltung

Psychisch Erkrankte, die schwerwiegender Taten gegen Leib und Leben oder gegen die sexuelle Integrität und Selbstbestimmung gerichteter Handlungen beschuldigt werden, wurden bisher in spezialisierten Einrichtungen für den Maßnahmenvollzug behandelt. Der vorliegende Gesetzesentwurf der neuen Strafprozessordnung (§ 432 Abs. 1 und 2 StPO n. F.) ermöglicht nun eine Entscheidung des Gerichts, dass Patienten, die bis dato nach § 429 Abs. 4 StPO in Einrichtungen des Maßnahmenvollzugs behandelt wurden, an öffentliche Krankenanstalten für Psychiatrie oder nicht-forensische psychiatrische Abteilungen von öffentlichen Krankenanstalten zugewiesen werden können und dort verpflichtend aufgenommen werden müssen. Darüber hinaus sollen die öffentlichen psychiatrischen Einrichtungen auch vermehrt in die Krisenintervention nach der bedingten Entlassung eingebunden werden. Ziel ist auch hier eine personelle, räumliche, aber auch finanzielle Entlastung der Justiz, da nun ein Teil der Aufgaben vom öffentlichen Gesundheitssystem übernommen wird.

Ort der vorläufigen Unterbringung

> § 432 StPO n. F. (1) Die vorläufige Unterbringung erfolgt in einem forensisch-therapeutischen Zentrum, wobei vorläufig Untergebrachte nicht in Gemeinschaft mit rechtskräftig Untergebrachten angehalten werden sollen. Sie kann in einer öffentlichen Krankenanstalt für Psychiatrie oder in einer öffentlichen Krankenanstalt mit einer Abteilung für Psychiatrie erfolgen, wenn dies zweckmäßig ist und der Betroffene dort angemessen behandelt und betreut werden kann. Die öffentlichen Krankenanstalten für Psychiatrie und die öffentlichen Krankenanstalten mit einer Abteilung für Psychiatrie, sind verpflichtet, den Betroffenen aufzunehmen und für die erforderliche Sicherung seiner Person zu sorgen. § 71 Abs. 1 StVG gilt sinngemäß mit der Maßgabe, dass für den Fall, dass

durch die strafrechtliche Unterbringung in öffentlichen Krankenanstalten zusätzliche Aufwendungen entstehen, der Bund mit dem Rechtsträger der Krankenanstalt eine Vereinbarung für die Vergütung solcher Aufwendungen abschließen kann.
(2) Der Betroffene ist in einem dem zuständigen Gericht möglichst naheliegenden geeigneten forensisch-psychiatrischen Zentrum unterzubringen. Näheres bestimmt die Bundesministerin für Justiz durch Verordnung. Die Bundesministerin für Justiz kann im Einzelfall den Vollzug in einem anderen forensisch-therapeutischen Zentrum oder in einer anderen öffentlichen Krankenanstalt für Psychiatrie oder einer anderen öffentlichen Krankenanstalt mit einer Abteilung für Psychiatrie anordnen, wenn dies im Interesse des Betroffenen oder zur Erreichung des Unterbringungszwecks geboten ist. Mit Zustimmung des Betroffenen kann eine solche Anordnung auch zur Vermeidung eines Überbelags getroffen werden. Beantragt der Betroffenen eine Änderung des Unterbringungsortes, so hat die Bundesministerin für Justiz darüber binnen vier Wochen zu entscheiden; [...]
[...].

Vollzug der vorläufigen Unterbringung

§ 433 StPO n. F. (3) Der Betroffene ist mit dem Ziel zu behandeln und zu betreuen, seinen Zustand nach Möglichkeit so weit zu bessern, dass die Anordnung einer Unterbringung durch das erkennende Gericht entbehrlich wird oder vom Vollzug vorläufig abgesehen werden kann (§ 434 g; § 157a StVG). Der Leiter des forensisch-therapeutischen Zentrums hat den Behandlungsplan und die entsprechende Umsetzungsdokumentation der Staatsanwaltschaft, nach Einbringen des Antrags auf Unterbringung oder der Anklageschrift dem Gericht zu übermitteln und über den bisherigen Behandlungserfolg zu berichten. Die Pflichten des Leiters des forensisch-therapeutischen Zentrums treffen im Fall der vorläufigen Unterbringung in einer öffentlichen Krankenanstalt für Psychiatrie oder in einer öffentlichen Krankenanstalt mit einer Abteilung für Psychiatrie den Leiter der Krankenanstalt bzw. der Abteilung.

Verfahren beim vorläufigen Absehen vom Vollzug der Unterbringung

§ 434 g StPO n. F. (1) Das Gericht hat von Amts wegen zu prüfen, ob vom Vollzug der Unterbringung nach § 157a StVG durch Festlegung von Bedingungen und Anordnung von Bewährungshilfe (§ 157b StVG) vorläufig abzusehen ist. Ist der Betroffene vorläufig untergebracht, so hat das Gericht den Leiter des forensisch-

therapeutischen Zentrums, in dem der Betroffene vorläufig untergebracht ist, zu beauftragen, das Vorliegen der Voraussetzungen für ein vorläufiges Absehen von der Unterbringung – gegebenenfalls unter Ausrichtung einer Sozialnetzkonferenz (§ 29e BewHG) – zu erheben und darüber zu berichten, ob ein vorläufiges Absehen vom Vollzug der Unterbringung befürwortet werden kann sowie gegebenenfalls spätestens in der Hauptverhandlung einen Plan für die Anwendung alternativer Maßnahmen (§§ 157a bis 157e StVG) vorzulegen. [...] Wird der Betroffene sonst wegen seiner psychischen Störung ärztlich behandelt, so ist die behandelnde Stelle um eine entsprechende Stellungnahme zu ersuchen. Soweit dies zur Beurteilung des vorläufigen Absehens vom Vollzug der Unterbringung erforderlich ist, hat das Gericht Äußerungen von psychiatrischen Einrichtungen und von anderen Betreuungseinrichtungen, in denen der Betroffene zuletzt behandelt oder betreut wurde, einzuholen.
(2) Das Gutachten des Sachverständigen (§ 430 Abs. 1 Z 2) hat sich auch darauf zu erstrecken, ob es alternative Behandlungs- oder Betreuungsmaßnahmen gibt, die ein vorläufiges Absehen vom Vollzug einer Unterbringung ermöglichen könnten (§1 57 a StVG).
(3) Ist vorläufige Bewährungshilfe angeordnet (§ 433 Abs. 4), so hat der Leiter einer Geschäftsstelle der Bewährungshilfe seinen Bericht spätestens bis zum Beginn der Hauptverhandlung vorzulegen, der Bewährungshelfer ist vor der Entscheidung zu hören.
[...]

Krisenintervention

§ 157 g StVG. (1) Anstelle eines Widerrufs hat das Gericht das vorläufige Absehen vom Vollzug (§ 157 a) für eine Dauer von höchstens drei Monaten auszusetzen und die strafrechtliche Unterbringung vorläufig in Vollzug zu setzen, wenn angenommen werden kann, dass durch die Behandlung und die Betreuung in einem forensisch-therapeutischen Zentrum, in einer öffentlichen Krankenanstalt für Psychiatrie oder in einer öffentlichen Krankenanstalt mit einer Abteilung für Psychiatrie während dieser Zeit der Zustand des Betroffenen so weit gebessert werden kann, dass eine Fortsetzung des vorläufigen Absehens vom Vollzug wieder möglich ist.
[...]

Da die Einrichtungen des stationären Maßnahmenvollzugs in der Regel mehr als ausgelastet sind, ist zu erwarten, dass die Gerichte von dieser Möglichkeit häufig Gebrauch machen werden.

Kommentar

Die geplante Einbeziehung der nicht-forensischen öffentlichen Krankenanstalten für Psychiatrie und psychiatrischen Abteilungen von öffentlichen Krankenanstalten führte umgehend zu einer Stellungnahme der Österreichischen Gesellschaft für Psychiatrie und Psychotherapie (ÖGPP). Da die derzeit gültigen und vorliegenden Planungsgrundlagen des Gesundheitssystems (Österreichischer Strukturplan Gesundheit, Regionale Strukturpläne Gesundheit) den Versorgungsbedarf einer Region, nicht jedoch die psychiatrische Versorgung von Straftätern im Sinne des Maßnahmenvollzugs berücksichtigen, ist diese Personengruppe weder in den vorliegenden Strukturen noch bei den vorliegenden Planungen eingeplant. Erfahrungsgemäß wird eine längere Planungs- und Realisierungsphase zu veranschlagen sein, bis die vorliegenden Strukturen angemessen erweitert sein werden. Da die Aufnahme von Straftätern im Sinne des Maßnahmenvollzugs den psychiatrischen Krankenanstalten bzw. Abteilungen für Psychiatrie von öffentlichen Krankenanstalten verpflichtend auferlegt werden kann, muss davon ausgegangen werden, dass in diesem Fall die räumlichen und personellen Strukturen an den allgemeinpsychiatrischen Abteilungen für andere psychisch Erkrankte in nicht ausreichendem Ausmaß vorhanden sein werden. Es ist zu befürchten, dass auf diese Weise ein Mangel an stationären Behandlungskapazitäten für nicht straffällig gewordene psychisch Erkrankte produziert wird.

Seit rund zwei Jahrzehnten hat sich die Dauer der stationären Behandlung in psychiatrischen Krankenhäusern und psychiatrischen Abteilungen an Allgemeinkrankenhäusern zumeist auf wenige Tage bis maximal einige Wochen reduziert. Nach dem neuen Gesetz wären neben 50–70 allgemeinpsychiatrischen Patienten, die nach zwei bis drei Wochen entlassen werden können, zwei oder drei Patienten untergebracht, die bis zu zwei Jahre behandelt werden müssen. Es ist anzuzweifeln, dass unter diesen Rahmenbedingungen eine adäquate Behandlung für forensische Patienten angeboten werden kann.

Es ist als ausgesprochen problematisch angesehen, forensische Patienten gemeinsam mit allgemeinpsychiatrischen Patienten zu behandeln. Schon die unterschiedliche Aufenthaltsdauer, die unterschiedliche Gefährlichkeitsprognose sowie die unterschiedliche Rechts- und Begutachtungspraxis müssen Spannungen zwischen den beiden Patientengruppen hervorrufen. Für die in diesen Bereichen tätigen Mitarbeiter ergibt sich dadurch eine erhebliche Mehrbelastung. Der in den letzten Jahren entstandene Mangel an Pflegepersonen ist zunehmend auch in psychiatrischen Krankenhausabteilungen zu bemerken. Eine zusätzliche Belastung durch die Aufnahme forensischer Patienten an allgemeinpsychiatrischen Abteilungen wird voraussichtlich die Abwanderung von Pflegepersonen aus der Psychiatrie fördern.

Die forensische Psychiatrie hat sich in den letzten Jahren erheblich weiterentwickelt und ist als hochspezialisiertes Fachgebiet innerhalb der Psychiatrie mit elaborierten Methoden zur Prognosestellung und Behandlung anzusehen. Besonders die forensische Psychotherapie und Kriminaltherapie erfordert eine hohe Expertise, die in der Allgemeinpsychiatrie nicht vorhanden ist. Es würde zeitaufwändige und intensive Schulungen sämtlicher in diesem Bereich tätigen Berufsgruppen benötigen, um die entsprechenden Kenntnisse, Fähigkeiten und Fertigkeiten derart weiterzuentwickeln, dass die Gefährlichkeit der forensischen Patienten richtig eingeschätzt werden und die Behandlung in der erforderlichen Qualität erfolgen kann.

Die Zuständigkeit für die Sicherung, Anhaltung und Überwachung der im Rahmen der vorläufigen Unterbringung an allgemeinpsychiatrischen Abteilungen zu behandelnden Patienten ist völlig ungeklärt. Innerhalb der bestehenden Strukturen sprengen diese Erfordernisse den gegebenen Rahmen und beinhalten ein erhebliches Gefährdungspotenzial sowohl für die gemeinsam behandelten allgemeinpsychiatrischen Patienten als auch für die Mitarbeiter.

In den letzten Jahrzehnten wurden die früheren psychiatrischen Großkrankenhäuser weitgehend durch regionale psychiatrische Abteilungen an Allgemeinkrankenhäusern ersetzt. In diesen Allgemeinkrankenhäusern sind neben psychiatrischen Abteilungen auch Abteilungen für Innere Medizin, Geburtshilfe, Kinderheilkunde und andere medizinische Fachgebiete. Da die psychiatrischen Stationen an Allgemeinkrankenhäusern häufig nicht versperrt sind, sondern offen geführt werden, hat dies zur Folge, dass deren Patienten manchmal auch unerlaubt die psychiatrische Station verlassen können. Wenn nun zusätzlich Straftäter in diesen psychiatrischen Stationen aufgenommen werden, ohne dass das Personal entsprechend qualifiziert ist, erhöht dies das Risiko auch für die Patienten anderer Krankenhausabteilungen wie zum Beispiel der Geburtshilfe oder der Kinderheilkunde. In § 432 StPO wird eingeräumt, dass durch die strafrechtliche Unterbringung in Krankenanstalten zusätzliche Aufwendungen entstehen und der Bund mit dem Rechtsträger der Krankenanstalt eine Vereinbarung über die Vergütung solcher Aufwendungen abschließen kann. Es wird aber nicht berücksichtigt, dass materielle und personelle Ressourcen, die derzeit für die stationäre Behandlung nicht straffällig gewordener psychisch Erkrankter vorgesehen sind, künftig teilweise für die Behandlung forensischer Patienten verwendet werden müssten.

3.3.3 Weitere Neuerungen

Das Attentat eines radikalisierten Sympathisanten des Islamischen Staates 2020, dem vier Menschen zum Opfer fielen, führte zu einer intensiven Diskussion, wie in Zukunft mit dieser Personengruppe zu verfahren sei. Der Gesetzgeber beschloss eine Revitalisierung der Maßnahme nach § 23 StGB:

Unterbringung von gefährlichen Rückfalltätern und gefährlichen terroristischen Straftätern in einer Anstalt für gefährliche Rückfalltäter

§ 23 StGB n. F. (1a) Wird jemand nach Vollendung des 18. Lebensjahrs zu einer mindestens achtzehnmonatigen Freiheitsstrafe verurteilt, so hat das Gericht zugleich seine Unterbringung in einer Anstalt für gefährliche Rückfalltäter anzuordnen,

1. wenn die Verurteilung ausschließlich oder überwiegend wegen einer oder mehrerer vorsätzlicher strafbarer Handlungen nach den §§ 278b bis 27f erfolgt,
2. wenn er bereits einmal ausschließlich oder überwiegend wegen Handlungen der im Z 1 genannten Art, einer strafbaren Handlung nach den §§ 75, 76, 84 Abs. 4 oder Abs. 5 Z 1 oder 3, 85 Abs. 2, 86 Abs. 2, oder 87 oder wegen einer vorsätzlichen gemeingefährlichen strafbaren Handlung nach Vollendung des

16. Lebensjahres zu einer unbedingten Freiheitsstrafe in der Dauer von mehr als einem Jahr verurteilt worden ist und
3. wenn zu befürchten ist, dass er wegen seines Hanges zu strafbaren Handlungen der in Z 1 genannten Art sonst weiterhin solche strafbare Handlungen mit schweren Folgen begehen werde.

(2) Von der Unterbringung ist abzusehen, wenn die Voraussetzungen für die strafrechtliche Unterbringung in einem forensisch-therapeutischen Zentrum vorliegen.
[…]

Besonderheiten der Ahndung von Jugendstraftaten

Die beschlossenen Änderungen dienen ebenfalls den beiden impliziten Zielen des Maßnahmenvollzugsanpassungsgesetz – der Entlastung des Maßnahmenvollzugs und der Wahrung der Verhältnismäßigkeit:

Besonderheiten der Ahndung von Jugendstraftaten

§ 5 JGG ([österreichisches] Jugendgerichtsgesetz) n. F. […]
Z 6b. Anlass einer strafrechtlichen Unterbringung nach § 21 StGB kann nur eine Tat sein, für die nach den allgemeinen Strafgesetzen lebenslange Strafe oder eine Freiheitsstrafe im Höchstmaß von mindestens zehn Jahren angedroht ist.

Dauer der mit Freiheitsentziehung verbundenen vorbeugenden Maßnahmen

§ 17b JGG n. F. (1) Die strafrechtliche Unterbringung nach § 21 StGB wegen einer Jugendstraftat darf nicht länger als fünfzehn Jahre dauern. Die Unterbringung eines gefährlichen terroristischen Straftaters in einer Anstalt für gefährliche Rückfalltäter wegen einer Jugendstraftat darf nicht länger als fünf Jahre dauern, wenn die Unterbringung vor Vollendung des einundzwanzigsten Lebensjahres erfolgte.
(2) Der Prüfung, ob die strafrechtliche Unterbringung nach § 21 StGB aufrechtzuerhalten ist, muss jedenfalls ein Gutachten eines kinder- und jugendpsychiatrischen Sachverständigen, vorzugsweise eines solchen, der auch für das Fachgebiet psychiatrische Kriminalprognostik eingetragen ist, zugrunde liegen. Steht ein Sachverständiger der Kinder- und Jugendpsychiatrie nicht oder nicht

rechtzeitig zur Verfügung, so kann ein Sachverständiger der klinischen Psychologie des Kindes- und Jugendalters bestellt werden.

Auffällig ist einerseits, dass der Gesetzgeber hier die Schwelle der Eingangsbedingungen mit Taten, die zumindest mit zehn Jahren Freiheitsstrafe bedroht sind, deutlich stärker angehoben hat als bei den Erwachsenen und dass er eine Beschränkung auf 15 Jahre eingebaut hat, die sich im § 21 StGB ansonsten nicht findet.

3.4 Zusammenfassung

Das Maßnahmenvollzugsanpassungsgesetz 2022 kann mittelfristig zu einer Senkung der Einweisungsinzidenz und damit auch der Gesamtprävalenz der Maßnahmenpatienten führen. Die Folgekosten muss allerdings das öffentliche Gesundheitssystem tragen. Es wird aller Voraussicht nach zu einer erheblichen Umschichtung kommen, die sich konkret negativ an den allgemeinpsychiatrischen Abteilungen bzw. Krankenhäusern auswirken wird. Da forensische Patienten bei den Planungen der allgemeinpsychiatrischen Versorgung in Krankenanstalten bisher nicht berücksichtigt wurden, fehlen hier die erforderlichen Strukturen und Ressourcen. Die zur Behandlung von forensischen Patienten erforderliche Erfahrung und Spezialexpertise ist an allgemeinpsychiatrischen Abteilungen bzw. Krankenhäusern nicht im ausreichenden Maße gegeben. Dies wird wesentliche Nachteile zur Folge haben: Die allgemeinpsychiatrischen Patienten werden Gefahren ausgesetzt werden, die forensischen Patienten werden nicht die nötigen Therapien erhalten und die psychiatrischen Mitarbeiter werden vermehrt mit Gewalt konfrontiert werden. Dieses Nicht-Funktionieren wird letztlich auch die Risiken für die Bevölkerung erhöhen.

Literatur

Eher R, Domany S, Engel F (2022) Monitoringbericht 2021 Maßnahmenvollzug nach § 21 Abs. 1 StGB.

Meuschke N (2014) Typologische Beschreibung des stationären Inanspruchnahmeverhaltens von an Schizophrenie erkrankten geistig abnormen Rechtsbrechern. Unveröffentlichte Diplomarbeit, eingereicht an der Universität Wien.

Stompe T, Keckeis K (2017) Diagnosen, Delikte und Migrationshintergrund. Österreichische Gesellschaft für Neuropsychopharmakologie und Biologische Psychiatrie. https://oegpb.at/2017/06/01/diagnosen-delikte-und-migrationshintergrund/

4 Forensische Psychiatrie in den Mitgliedsstaaten der Europäischen Union

Harald Dreßing und Hans-Joachim Salize

Die Behandlung psychisch kranker Straftäter muss moderne psychiatrische Behandlungskonzepte umsetzen, dabei gleichzeitig auch die Interessen der öffentlichen Sicherheit beachten und die fundamentalen Menschen- und Bürgerrechte der Betroffenen wahren. Die Unterbringung und Behandlung psychisch kranker Straftäter tangiert insoweit zentrale Belange der Gesetzgebung, der psychiatrischen Versorgung und des Strafvollzugs. Europaweit haben sich unterschiedliche forensisch-psychiatrische Versorgungskonzepte etabliert, die durch nationale Rechtstraditionen und historisch gewachsene Strukturen der Zusammenarbeit zwischen Allgemeinpsychiatrie und mehr oder weniger spezialisierten forensischen Abteilungen gekennzeichnet sind. Dies führt auch zu wechselnden Zuständigkeiten von Justiz- oder Gesundheitsbehörden und erschwert eine einheitliche Beschreibung und vergleichende Analysen. Die Europäische Kommission hat deshalb im Rahmen ihrer Public-Health-Forschung eine von den Autoren dieses Artikels in den Jahren 2003 und 2004 durchgeführte Studie gefördert, die systematisch Daten hinsichtlich der Unterbringung und Behandlung psychisch kranker Straftäter in den Mitgliedstaaten erhoben hat und zum damaligen Zeitpunkt 15 EU-Mitgliedsstaaten einbezogen hat. Methodisch wurde eine Expertenbefragung durchgeführt. Aus jedem einbezogenen Mitgliedsland wurden ein oder mehrere Experten der forensischen Psychiatrie rekrutiert, die auf der Grundlage eines standardisierten Fragebogens relevante Daten zu grundlegenden Konzepten (z. B. Schuldfähigkeit), zu den Versorgungsstrukturen und soweit vorhanden zu epidemiologischen Kennzahlen übermittelten. Eine Liste der beteiligten Experten findet sich im ▶ Anhang. Mit der gleichen Methodik haben die Autoren dieses Artikels im Rahmen des EU-VIORMED-Projektes (de Girolamo et al. 2021) 2019 und 2020 eine neue Erhebung in mittlerweile 22 EU-Mitgliedländern sowie der Schweiz durchgeführt. In diesem Artikel können nur schlaglichtartig einige Aspekte der vorgenannten Studien dargestellt werden. Für eine umfassende Darstellung wird auf die Originalpublikationen verwiesen (Salize und Dreßing 2005; Dreßing und Salize 2006; Salize und Dreßing 2007a; Salize und Dreßing 2007b; Dreßing et al. 2007; Salize et al. 2023).

In beiden Erhebungen zeigte sich, dass die forensisch-psychiatrische Versorgung in der EU durch eine enorme Heterogenität gekennzeichnet ist und vom Zeitpunkt der ersten Erhebung 2003/2004 bis zum Zeitpunkt der zweiten Erhebung 2019/2020 weder eine Harmonisierung noch eine durchgreifende Verbesserung der jeweiligen nationalen Systeme der Gesundheits- und Justizberichterstattung für diesen wichtigen Versorgungsbereich stattgefunden hat. Es fehlt nach wie vor an vergleichbaren Basisdaten, um die Effizienz der unterschiedlichen Versorgungsstrukturen zu vergleichen und evidenzbasierte Behandlungsstrukturen zu implementieren. Nationale Änderungen in den forensisch-psychiatrischen Versorgungsstrukturen imponieren insoweit vorrangig von politischen und/oder ökonomischen Überlegungen getrieben und nicht primär von auf europäischer Ebene vergleichbaren wissenschaftlichen Erkenntnissen. Die Erarbeitung und Umsetzung eines einheitlichen »Best-Practice-Modells« erscheint dadurch in weiter Ferne. Auf diesen Mangel an vergleichender empirischer Forschung haben in den letzten Jahren auch andere Forschergruppen hingewiesen (Nedopil et al. 2015; Tomlin et al. 2021). Ein wesentlicher Grund für die unterschiedlichen Behandlungs- und Versorgungskonzepte besteht darin, dass sich diese nicht nur an wissenschaftlichen Erkenntnissen orientieren können, sondern die jeweiligen rechtlichen Rahmenbedingungen berücksichtigen müssen. Grundlegende Unterschiede bestehen schon darin, ob die rechtlichen Rahmenbedingungen zum Umgang mit psychisch kranken Rechtsbrechern primär im Gesundheits- oder im Strafrecht geregelt sind. Die Verortung der rechtlichen Rahmenbedingungen kann unter Umständen als Hinweis darauf interpretiert werden, welche Prioritäten bei der Inhaftierung und Behandlung von psychisch gestörten Straftätern in den jeweiligen nationalen Gesetzgebungen gesehen werden, d. h., ob man also in erster Linie die klinischen Behandlungsnotwendigkeiten sieht oder eher die öffentliche Sicherheit im Vordergrund steht. Folgt man den vorliegenden Informationen aus der o. g. aktuellen Erhebung, so regeln England und Finnland die Unterbringung und Behandlung von psychisch gestörten Straftätern im Rahmen ihrer »Mental Health Acts«, d. h., die primäre Verortung liegt im Bereich von Gesetzen, die die medizinische Versorgung zum Inhalt haben. In Österreich, Belgien, Lettland, Polen, Portugal, Slowenien, Spanien, Deutschland und der Schweiz wird der rechtliche Rahmen überwiegend durch die nationalen Strafgesetze geregelt. In anderen Ländern, wie z. B. Bulgarien, Kroatien, Zypern, Tschechische Republik, Dänemark, Estland, Frankreich, Irland, Italien, Luxemburg, Rumänien und Schweden sind die Regelungen über beide Regelwerke, die der Straf- und der Gesundheitsgesetze, verteilt. Die für Deutschland aufgrund seiner föderalen Verfasstheit besondere Situation zusätzlicher und in manchen Aspekten auch unterschiedlicher Maßregelvollzugsgesetze in den einzelnen Bundesländern findet sich nach dem brexitbedingten Austritt von Großbritannien in dieser Form in anderen Mitgliedsstaaten der EU nicht.

Auch das fundamentale Konzept der Beurteilung der Schuldfähigkeit als zentraler Aspekt für die Zuweisung von Straftätern entweder zum Strafvollzug oder zu einem behandlungsorientierten Maßregelvollzug findet sich nicht in allen EU-Mitgliedsländern. Das Konstrukt der Schuldfähigkeit und das in der Regel damit verbundene Konzept einer Beurteilung der Einsichts- und Steuerungsfähigkeit wird vorwiegend in Mitgliedsländern mit römischer Rechtstradition als zentrales Bewertungskriterium für Straftäter, die unter einer psychischen Störung leiden, angewendet. In Länder mit einer auf »Case-law« basierten angelsächsischen Rechtstradition ist das Konzept der Schuldfähigkeit dagegen keineswegs von zentraler Bedeutung. So wird z. B. in England eine Beweitung der Schuldfähigkeit nicht obligatorisch bei psychisch kranken Straftätern vorgenommen, sondern deren Behandlungsbedürftigkeit steht im Vordergrund. Nur in Ausnahmefällen, z. B. bei Morddelikten, wird auch die Schuldfähigkeit beurteilt. Als weiteres Beispiel sei Schweden angeführt, das der angelsächsischen Rechtstradition dahingehend folgt, dass beim Vorliegen einer psychischen Erkrankung die Beurteilung der Schuldfähigkeit eines Delinquenten eigentlich als obsolet angesehen wird. Stattdessen stellt in einem solchen Fall die Erkrankung und deren Behandlungsbedürftigkeit das zentrale Kriterium dar, an dem sich das Verfahren ausrichtet.

Diese rechtlichen Rahmenbedingungen und damit grundsätzlich zusammenhängende Welt- und Menschenbilder sind eng in die jeweiligen nationalen kulturellen Entwicklungen eingebunden und haben sich oft über sehr lange Zeiträume entwickelt und etabliert. Eine zeitnahe Angleichung dieser gesetzlichen Rahmenbedingungen ist deshalb nach derzeitigem Kenntnisstand nicht zu erwarten, auch wenn sich der Prozess einer zunehmenden europäischen Integration immer weiter verstetigt. Für die forensische Psychiatrie in Europa bedeutet dies, dass durch diese divergierenden gesetzlichen Rahmenbedingungen festgelegte Unterschiede zumindest nicht kurzfristig zu überwinden sind.

Da also bereits die rechtlichen Rahmenbedingungen, die den Umgang mit psychisch kranken Rechtsbrechern regeln, ausgesprochen heterogen sind, ist es nicht verwunderlich, dass sich auch die jeweiligen nationalen Versorgungsstrukturen erheblich unterscheiden. Grundsätzlich können psychisch gestörte Straftäter in einer Vielzahl von Einrichtungen behandelt werden, die sowohl dem Gesundheitssektor als auch dem Strafvollzug zugeordnet sein können. Dazu gehören z. B. spezialisierte forensische stationäre und ambulante Dienste, allgemeine psychiatrische Kliniken oder medizinische Abteilungen im Justizvollzug. Die Quote forensisch-psychiatrischer Betten bezogen auf 100.000 Einwohner der einzelnen EU-Länder könnte als Indikator für die jeweiligen nationalen Versorgungsstrukturen herangezogen werden. Da es keine einheitliche europäische Berichterstattung zur forensischen Psychiatrie gibt, erweist sich aber bereits die Definition dessen, was man unter einem spezialisierten stationären Versorgungsplatz für einen psychisch kranken Rechtsbrecher zu verstehen hat, als enorme Herausforderung. Die jeweiligen nationalen Kriterien und Terminologien unterscheiden sich nämlich erheblich. Im Rahmen des oben zitierten EU-Projektes wurden die nationalen Experten gebeten, zu dieser Thematik Informationen zu übermitteln. In dem von den Experten aus zufüllenden Fragebogen wurde dafür die folgende Formulierung gewählt, zu der quantitative Angaben erbeten wurden: Erfragt wurde die Anzahl von »psychiatric beds or places that had some official assignation or arrangement as being officially regarded as a forensic psychiatric bed or place«. Die Angaben wurden für das Jahr 2017 erbeten. Trotz dieser flexiblen und mehr oder weniger klaren Definition musste ein beträchtlicher Anteil der Kapazitäten entweder geschätzt werden oder den Experten standen diesbezüglich gar keine Quellen zur Verfügung, aus denen entsprechende Daten gewonnen werden konnten. Die übermittelten Angaben zur Zahl »forensischer Betten« wurde dann in Relation zur Bevölkerungszahl als forensische Bettenrate/100.000 Einwohner berechnet. Bezüglich der detaillierten Angaben zu den herangezogenen Quellen und der Methodik wird auf die Originalpublikation verwiesen (Salize et al. 2023). Die so gewonnenen Ergebnisse sind in ▶ Tab. 4.1 dargestellt.

Tab. 4.1: Anzahl »forensischer Betten« pro EU-Land (und Schweiz) auf 100.000 Einwohner (nach Salize et al. 2023)

Land	Forensische Bettenrate/ 100.000 Einwohner im Jahr 2017
Belgien	23,3
Deutschland	12,6
England	11,9
Schweden	11,6
Dänemark	10,6
Österreich	10,0
Kroatien	9,4
Estland	8,4
Polen	7,8
Irland	7,6
Luxemburg	7,1
Schweiz	6,4
Rumänien	6,2
Bulgarien	5,3
Tschechien	3,2
Portugal	2,7
Lettland	2,3

Tab. 4.1: Anzahl »forensischer Betten« pro EU-Land (und Schweiz) auf 100.000 Einwohner (nach Salize et al. 2023) – Fortsetzung

Land	Forensische Bettenrate/ 100.000 Einwohner im Jahr 2017
Slowenien	2,3
Frankreich	2,2
Spanien	1,3
Zypern	1,2
Italien	0,9

Selbst unter Berücksichtigung der unterschiedlichen Qualität der Datenquellen und der Schwierigkeiten, die aufgrund unterschiedlicher Terminologen entstehen können, imponieren die forensisch-psychiatrischen Versorgungsstrukturen in den EU-Mitgliedsländern enorm heterogen, wenn man die Bettenrate als Indikator heranzieht. Diese reicht von 0,9 forensisch-psychiatrischen Betten pro 100.000 Einwohner im reorganisierten forensisch-psychiatrischen Dienst in Italien bis zu 23,3 in Belgien. Die niedrige Bettenrate in Italien korrespondiert mit der Schließung von sechs etablierten forensisch-psychiatrischen Kliniken (Di Lorito et al. 2017). Bei Belgien ergibt sich die Besonderheit, dass dort auch eine große Anzahl an eigentlich forensisch-psychiatrischen Betten den allgemeinpsychiatrischen Kliniken zugeordnet ist (n = 1.068). Aber auch wenn man diese Betten aus der Berechnung herausnehmen würde, hätte Belgien mit 14,0 forensisch-psychiatrischen Betten je 100.000 Einwohner immer noch die höchste Rate in den EU-Mitgliedsländern. Auch in Deutschland findet sich im Vergleich zu anderen EU-Mitgliedsländern eine vergleichsweise hohe Rate forensisch-psychiatrischer Betten. Vergleichbare Ergebnisse erbrachte auch die Untersuchung in den 15 EU-Mitgliedsländern aus dem Jahren 2003/2004 (Salize und Dreßing 2007b).

Zusammenfassend kann festgehalten werden, dass es einen erheblichen Mangel an belastbaren empirischen Erkenntnissen zu wesentlichen Merkmalen forensisch-psychiatrischer Versorgungssysteme in den Mitgliedstaaten der Europäischen Union gibt. Der in den meisten EU-Mitgliedsländern in der Wissenschaft durchaus gebräuchliche Begriff »Forensische Psychiatrie« suggeriert ein gemeinsames Verständnis in Hinblick auf den Umgang mit psychisch kranken Rechtsbrechern, das sich aber weder in der jeweiligen nationalen Rechtssprechungspraxis noch in den nationalen Versorgungsstrukturen wiederfindet. Vielmehr sind sowohl die rechtlichen Rahmenbedingungen als auch die jeweiligen Behandlungsstrukturen enorm heterogen. Die große Vielfalt an unterschiedlichen Konzepten verbietet letztlich einen aussagekräftigen Vergleich der jeweiligen nationalen forensisch-psychiatrischen Systeme. Damit ist aber auch die Beurteilung von Effizienz und Effektivität der unterschiedlichen Ansätze nicht möglich.

Somit bleibt die europäische forensische Psychiatrie hinter den Standards der Allgemeinpsychiatrie und der Gemeinschaftspsychiatrie zurück, für die beispielsweise gemeinsame Konzepte und Leitlinien entwickelt, diskutiert und vereinbart wurden und deren Umsetzung in den jeweiligen nationalen Versorgungssystemen der europäischen Länder auch angestrebt wird (Thornicroft et al. 2016). Die Behandlungsleitlinien in der forensischen Psychiatrie sind dagegen zwangsläufig bisher eher unverbindlich und allgemein formuliert (Völlm et al. 2018).

Zumindest aus wissenschaftlicher Sicht wäre es wünschenswert, auf dem Boden harmonisierter rechtlicher Grundlagen eine Strategie zu entwickeln, die übergreifende Behandlungskonzepte für psychisch kranke Straftäter umfasst. Dies würde auch die notwendige wissenschaftliche Evaluation der forensisch-psychiatrischen Versorgungssysteme und nationale Vergleiche ermöglichen. Wissenschaftliche Evaluation wäre sowohl in Hinblick auf die Behandlungserfolge und die Reintegration der psychisch kranken Straftäter in die Gesellschaft möglich als auch in Hinblick die Frage, wie die das jeweilige Versorgungssystem auch die Sicherheit der Bevölkerung gewährleistet.

Literatur

de Girolamo G, Iozzino L, Ferrari C et al. (2021) A multinational case-control study comparing forensic and non-forensic patients with schizophrenia spectrum disorders: the EU-VIORMED project. Psychol Med 53(5): 1–11.

Di Lorito C, Castelletti L, Lega I et al. (2017) The closing of forensic psychiatric hospitals in Italy: determinants, current status and future perspectives. A scoping review. Int J Law Psychiatry. 55: 54–63.

Dreßing H, Salize HJ (2006) Forensic psychiatric assessment in European Union member states. Acta Psychiatrica Scandinavica 114: 282–289.

Dreßing H, Salize HJ, Gordon H (2007) Legal frameworks and key concepts regulating diversion and treatment of mentally disordered offenders in European Union member states. European Psychiatry 22: 427–432.

Nedopil N, Taylor P, Gunn J (2015) Forensic psychiatry in Europe: The perspective of the Ghent Group. Int J Psychiatry Clin Pract 19(2): 80–83.

Salize HJ, Dreßing H (Hrsg.) (2005) Placement and treatment of mentally disordered offenders – Legislation and practice in the European Union. Pabst: Lengerich.

Salize HJ, Dreßing H (2007a) Die forensisch-psychiatrische Versorgung in Mitgliedsstaaten der Europäischen Union – Versorgungskonzepte und Kapazitäten. Psychiatrische Praxis 34: 388–394.

Salize HJ, Dreßing H (2007b) Admission of mentally disordered offenders to specialized forensic care in fifteen European Union member states. Social Psychiatry and Psychiatric Epidemiology 42: 336–342.

Salize HJ, Dressing H, Fangerau H et al. (2023) Highly varying concepts and capacities of forensic mental health services across the European Union. Front Public Health 11: 1095743.

Thornicroft G, Deb T, Henderson C (2016) Community mental health care worldwide: current status and further developments. World Psychiatry. 15: 276–286.

Tomlin J, Lega I, Braun P et al. (2021) Forensic mental health in Europe: some key figures. Soc Psychiatry Psychiatr Epidemiol 56(1): 109–117.

Völlm BA, Clarke M, Herrando VT et al. (2018) European Psychiatric Association (EPA) guidance on forensic psychiatry: Evidence based assessment and treatment of mentally disordered offenders. Eur Psychiatry 51: 58–73.

Anhang

Folgenden Experten – neben anderen – haben bei den Studien und Publikationen mitgewirkt:

Erhebung 2003/2004:
Hans Schanda, Paul Cosyns, Peter Kramp, Riittakerttu Kaltiala-Heino, Pierre Lamothe, Michael Osterheider, Bernd Dimmek, Giorgius Alevizopoulos, Dermot Walsh, Angelo Fioritti, Jean-Marc Cloos, Catharina H. de Kogel, Miguel Xavier, Francisco Torres Gonzalez, Helena Silfverhielm, David James

Erhebung 2019/2020:
Hans-Joachim Salize, Harald Dreßing, Heiner Fangerau, Pawel Gosek, Janusz Heitzman, Inga Markiewicz, Andreas Meyer-Lindenberg, Thomas Stompe, Johannes Wancata, Marco Piccioni, Giovanni de Girolamo, Thierry Pham, Vladimir Nakov, Dragica Kozarić Kovačić, Zrnka Kovačić Petrović, Kostas Fantis, Jirí Raboch, Lisbeth Uhrskov, Madis Parksepp, Thomas Fovet, Florence Thibaut, Andrea Giersiefen, Barbara Horten, Julia Schmidt, Harry Kennedy, Luca Castelletti, Laura Iozzino, Franco Scarpa, Niamh Catherine Power, Nicoleta Tataru, Gabriela Costea, Miguel Xavier, Miran Pustoslemsek, Vicenç Tort-Herrando

# Teil III Ist das deutsche Maßregelrecht reformbedürftig?

5 Zur Transformation der Maßregel nach § 63 StGB – ausgehend von den Forderungen der Deutschen Gesellschaft für Soziale Psychiatrie e. V.

Heinz Kammeier

5.1 Vorbemerkung

Man könnte die gegen Ende des 19. Jahrhunderts entstandene Idee, Maßregeln neben der Strafe ins Sanktionenrecht einzuführen, für genial halten. Jedenfalls, solange man nur die Zeiträume der näheren Jahrzehnte um die Jahrhundertwende in den Blick nimmt. Leider ist dem nicht so. Denn je näher man an die Gegenwart heranrückt, umso suspekter erscheint diese Maßnahme bzw. dieses Rechtsinstitut.

5.1.1 Kurzer historischer Rückblick

Um die vorletzte Jahrhundertwende herum erschien zahlreichen Juristen und anderen kriminologisch interessierten Personen das herrschende Schuldstrafrecht als zu starr. Verhinderte es doch, Täter mit Freiheitsentzug zu bestrafen, denen Schuld nicht zugerechnet werden konnte. Sie gelangten also nach dem Strafprozess in Freiheit und wurden nur zum Teil und weithin unzureichend polizeilich überwacht.

Ein großer Teil der Gesellschaft empfand in der damaligen wirtschaftlichen Aufbruch- und sozialen Umbruchzeit die eigenen Lebensverhältnisse als verunsichernd. Von bürgerlichen Idealvorstellungen guten und sicheren Arbeitens, Wohnens und Lebens waren viele ausgeschlossen.

Die Sozialpolitik und deren gesellschaftlich-organisationale Ausprägungen forcierten Unterscheidungen und Distanzierungen zwischen reich und arm, gesund und krank sowie schließlich auch zwischen wert und unwert.

Eine sich allmählich entwickelnde Psychiatrie versuchte, nicht nur als medizinische Disziplin, sondern auch im kriminalpolitischen Diskurs Anerkennung und Einfluss zu gewinnen (vgl. hierzu mit je ausführlichen Übersichten: Dörner 1975; Blasius 1986; Kammeier 1996; Brückner 2021).

5.1.2 Maßregeln neben der Strafe

Der im Jahr 1882 vorgestellte Marburger Vorschlag von Franz von Liszt (1883) und die Forderungen des Schweizers Carl Stooß (vgl. nur 1905) boten nun eine fortschrittlich erscheinende Lösung für die Sicherung solcher Personen an, die nicht oder nicht ausreichend mit Freiheitsentzug bestraft werden konnten: die Anordnung einer freiheitsentziehenden Maßregel in einer Heil- oder Pflegeanstalt. Sie sollte insbesondere Gewohnheitsverbrechern, Berufsverbrechern, Rückfalltätern, Psychopathen und geistig Minderwertigen gelten (vgl. Kammeier 1996, S. 29f. m.w.N). Von Liszt (1883, S. 34) bezeichnete diese Maßnahme u.a. mit dem Begriff »Unschädlichmachung«. Zeitgenössisch-literarisch und zurückhaltender ausgedrückt sprach man von: »verborgen gehaltenen« Personen (Musil 1970, S. 146).

Doch anhaltende Diskussionen zwischen Juristen und Psychiatern und jeweils innerhalb dieser Disziplinen, wie auch in der politisch interessierten Öffentlichkeit, entfalteten offensichtlich keine durchschlagende Überzeugungskraft für eine solche *kriminalpolitische* Lösung sozialer Probleme. Vor allem blieb die Frage der Beurteilung von Gefährlichkeit als eines Ausdrucks sozialer Probleme (vgl. Kammeier 1996, S. 40ff.) und erst recht hinsichtlich ihres kausalen Bezugs auf eine psychische Krankheit ungeklärt (vgl. Burghardt 1985, 48ff.). Diese ungeklärten (oder unklärbaren?) Fragen verhinderten letztlich auch noch nach acht gesetzgeberischen Anläufen (Kammeier 1996, S. 263ff.) den Abschluss einer Normgebung.

5.1.3 Gewohnheitsverbrechergesetz

Die Nationalsozialisten hingegen waren schneller und eindeutiger in der Verwirklichung ihrer diesbezüglichen Ziele. Bereits wenige Monate nach der Machtübernahme beschloss die neue Reichsregierung – nach dem sog. Ermächtigungsgesetz vom 24.03.1933 (RGBl. I, 141) gab es kein parlamentarisches Gesetzgebungsverfahren mehr – das »Gesetz gegen gefährliche Gewohnheitsverbrecher und über Maßregeln der Sicherung und Besserung« [GewVbrG] (RGBl. I, S. 1000). Es trat am 01.01.1934 in Kraft. Der leitende Gedanke dieses Gesetzes bestand darin, »die Autorität des Staates gegenüber dem Rechtsbrecher zu steigern und der Strafrechtspflege stärkere und wirksamere Waffen als bisher gegen das gemeinschädliche Verbrechertum zur Verfügung zu stellen, sowie der Volksgemeinschaft einen wirksamen Schutz gegen verbrecherische Schädlinge zu bieten.« (Vgl. RuStAnz Nr. 277, S. 2).

Mit dem GewVbrG wurde auch die Kategorie der verminderten Zurechnungsfähigkeit neu als § 51 II in das RStGB eingefügt. Diese besonders auf die sog. Psychopathen zugeschnittene Einschränkung der Zurechnungsfähigkeit stellt nach Güse und Schmacke (1976, S. 287) »weniger das Ergebnis wissenschaftlicher oder humanitärer Überlegungen, sondern vornehmlich [das] Resultat rechtspolitischen Kalküls« dar. Im nicht mehr Gesetz gewordenen Entwurf eines »Gemeinschaftsfremdengesetzes« wurde darüber hinaus über »unverbesserliche Verbrecher« unverhohlen die eigentliche Absicht des Vorgehens ausgebreitet: Sie werden damit zu Personen minderen Rechts erklärt und um ihrer minderwertigen Veranlagung willen einer im Wesentlichen auf Verwahrung abgestellten Behandlung zugeführt (Bundesarchiv, R 22/944, Bl. 228f., abgedruckt in: Frei 1989, S. 207). Die Gefährlichkeit für das Volk ergab sich nach dieser Vorstellung aus ihrer Minderwertigkeit.

Als Hintergrund hierzu kann vor allem auf die nationalsozialistische Konzeption von Volksgesundheit bzw. einer Pflicht zur Gesundheit verwiesen werden. Sie »wies den Ärzten und speziell den Psychiatern [...] die Funktion des Selektierens und damit von Macht über Leben und Tod zu«. (Kammeier 1996, S. 168). Auf diese Weise wurden viele der nach § 42b RStGB in Heil- oder Pflegeanstalten untergebrachten Personen in die sog. ›Euthanasie‹-Aktionen einbezogen.

5.2 Nachkriegsentwicklung

Nach dem Ende des Zweiten Weltkriegs blieben die Maßregeln in Deutschland in nahezu unveränderter Form (vgl. Burghardt 1985, S. 55 f.) und mit einer weiterhin geltenden präventiven Intention in Kraft (BVerfG NJW 2004, S. 750, 751).

5.2.1 Abschaffung der Maßregeln in der DDR

Die DDR behielt das Rechtsinstitut der Maßregeln noch bis zum Jahr 1968 bei. Nach dem Inkrafttreten des StGB-DDR vom 22. 01. 1968 konnten nun nach den §§ 15 II und 16 III StGB-DDR bei fehlender oder verminderter Zurechnungsfähigkeit die betroffenen Personen in psychiatrische Einrichtungen eingewiesen werden. Für sie galt dann § 11 EinwG-DDR vom 11. 06. 1968. Sie waren damit auch vollstreckungsrechtlich aus der Strafrechtspflege herausgenommen und dem Gesundheitsrecht bzw. der Gesundheitsverwaltung unterstellt (vgl. Volckart 1992, S. 33; BVerfG NStZ 1995, S. 399, 400). Die Anwendung von Maßregeln der Besserung und Sicherung war damit aufgegeben. Rechtssystematisch betrachtet wandten die Strafgerichte der DDR damit Polizei- oder Vormundschaftsrecht an (BVerfG a. a. O.).

5.2.2 Beibehaltung der Maßregeln in der Bundesrepublik

In der Bundesrepublik ist selbst in den Beratungen der 1960er Jahre zur Strafrechtreform die »überkommene Grundstruktur [der Maßregeln] nicht angetastet worden« (LK-*Hanack* 1992, § 63 StGB Rz 12). Unterbringungen nach §§ 51, 42b StGB a.F. erfolgten weiterhin in Heil- oder Pflegeanstalten. Im Rahmen der Bemühungen um eine Reform des Strafrechts wurde im sog. E 1962 (vgl. BT-Drs. IV/650, S. 209) vorübergehend vorgeschlagen, die jeweils aufzunehmende Einrichtung »Bewahranstalt« oder »Psychopathenanstalt« für »Störer« zu nennen (LK-*Schöch* 2008, § 63 Rz 6). Während der Vorbereitungen zum Inkrafttreten der Strafrechtsreform wurde aus der »Heil- oder Pflegeanstalt« als anfänglich weiterhin vorgesehener Unterbringungsinstitution dann zunächst die »psychiatrische Anstalt« und schließlich durch Änderung im Zusammenhang mit der Veröffentlichung des EGStGB im Jahr 1974 (BGBl. I, S. 469, 475) ab 1975 das »psychiatrische Krankenhaus« des § 63 StGB n.F.

Obwohl auch die Unterbringung nach dem neuen § 63 StGB weiterhin und grundlegend – um nicht zu sagen »prioritär« – der öffentlichen Sicherheit dient (vgl. LK-*Schöch* 2008, § 63 Rz 1 m.w.N; MüKoStGB-*van Gemmeren* 2020, § 61 Rz 1 f.; BGH, Beschl. v. 15.03.2016–1 StR 526/15 = BeckRS 2016, 06144 Rz 28; BGH, Beschl. v. 22.07.2020–1 StR 166/20 = BeckRS 2020, 19970), wurde doch mit der Änderung der Überschrift über dem Sechsten Titel des StGB in »Maßregeln der Besserung und Sicherung« offensichtlich die *Behandlung* untergebrachter Personen – denn rechtlich korrekt bezeichnet handelt es sich um eine *strafrechtliche* Unterbringung, und erst wenn die untergebrachten Personen in eine Behandlung *eingewilligt* haben und tatsächlich *behandelt* werden, ist es korrekt, von »Patienten« zu sprechen – in den Vordergrund und damit vor die Sicherung gerückt (LK-*Schöch* Vor § 61 Rz 30 ff.). Damit war die Ursprungsintention dieser Maßregel mit ihrer vorrangigen Sicherungs- bzw. Schutzfunktion sozusagen im Gleichschritt mit der beginnenden Psychiatriereform zu einer stationären psychiatrischen *Behandlungs*-Maßregel mutiert, sie war gleichsam »medikalisiert« worden. Die Gefährlichkeit einer Person konnte demnach als Zeichen ihrer individuellen Erscheinung betrachtet bzw. als Ausfluss ihrer psychischen Erkrankung verstanden werden (zu den therapeutischen Folgerungen vgl. Vogd und Feißt 2022; s. hierzu auch die Ausführungen zu den Folgen dieses Paradigmenwechsels). Konsequenterweise schlug in diesem Sinn die Psychiatrie-Enquete trotz teilweise anderer Ansichten vor, sie in die Versorgungsstrukturen der Allgemeinpsychiatrie mit einzubeziehen (vgl. BT-Drs. 7/4200, S. 282). Dieser Vorschlag fand in den Ländern aber keine einheitliche Umsetzung.

Ganz im Sinne dieser Entscheidungen der 1975er Strafrechtsreform wurde in den Folgejahren in der ärztlichen und rechtswissenschaftlichen Literatur immer wieder von einem Besserungs-*Auftrag* gesprochen, den die Maßregel als *Behandlungs*-Maßregel und insbesondere die in ihr tätigen Ärzte hätten (typisch für diese Haltung: Saimeh 2012). In der Konsequenz dieser allgemein verbreiteten Auffassung wurden mehr noch als die gesetzlichen Regelungen zur Rücknahme von Freiheitseinschränkungen im Vollzug – wie die Bewährungsaussetzung (§ 67d II StGB) und die Erledigung (§ 67d VI StGB) – insbesondere in Vollstreckungsverfahren die Aussetzungsentscheidungen der Strafvollstreckungskammern und Oberlandesgerichte immer stärker an den Erfolg der Behandlung gekoppelt. Für diesen Erfolg schien allerdings unausgesprochen ausschließlich die untergebrachte Person selbst verantwortlich zu sein. Als Ziel der Behandlung galt es daher vorrangig, die Bereitschaft der untergebrachten Person zur Behandlung und Deliktbearbeitung zu erreichen. Die rechtlich und normativ geforderte Reduzierung von Gefährlichkeit verschwamm hierbei vielfach im Diffusen. Für die Beschreibung von Krankheitsmerkmalen und Behandlungsdefiziten standen und stehen eine große Zahl von Begriffen und statistischen Indices zur Verfügung. Für die Feststellung des individuellen Grades der Gefährlichkeit mangelt es jedoch an einem Gefährlichkeits-»Fieberthermometer« zur exakten Ablesung des Sicherheitsrisikos. Dieser Mangel wird auch nicht – trotz anhaltender Prognoseforschung (vgl. Dahle et al. 2007) – durch die inzwischen zahlreich vorliegenden standardisierten Prognoseinstrumente (vgl. Konrad et al. 2019, S. 423 ff.) behoben.

Damit war ein *zweifacher Paradigmenwechsel* der psychiatrischen Maßregel vollzogen worden: zum einen vom *kriminalpolitischen* Zugang um die vorletzte Jahrhundertwende und dem ersten Drittel des 20. Jahrhunderts hin zu einem *medizinisch-psychiatrischen* Zugang in der Folge der 1975er Strafrechtsreform; zum anderen von der Fokussierung auf die Abwehr von Gefährlichkeit hin auf den Bezugspunkt der psychischen Krankheit der untergebrachten Person und ihrer aus ärztlicher Perspektive bestehenden Behandlungsbedürftigkeit und angenommenen Behandlungspflicht.

5.2.3 Aporien und Widersprüche

Die sich auf diesem Hintergrund in den letzten Jahrzehnten entwickelnde psychiatrische Maßregel des § 63 StGB geriet auf den Ebenen der Anordnungen, des Bundes-Vollstreckungsrechts wie der Länder-Vollzugsrechte und der psychiatrischen und psychosozialen Versorgungspraxis in eine

Fülle von Aporien und Widersprüchlichkeiten. Diese Phänomene erreichten die fachöffentliche Wahrnehmung nur zögerlich und wurden in der Praxis und der rechtwissenschaftlichen Literatur kaum breit diskutiert. Bevor hierauf eingegangen wird, sind vorab drei Punkte besonders hervorzuheben.

Verhältnismäßigkeit

Angesichts einer im Vergleich zum strafrechtlich relevanten Delikt (Pelzdiebstahl) inzwischen extrem langen Dauer der Unterbringung von 15 Jahren in der psychiatrischen Maßregel (vgl. Fabricius und Wulff 1984; Marschner 1986) befasste sich das Bundesverfassungsgericht erstmals 1985 ausführlich mit der verfassungsrechtlich zulässigen Dauer einer solchen Unterbringung (BVerfGE 70, S. 297). Es appellierte an die Beachtung der Verhältnismäßigkeit, insbesondere bei den Prüfungen und Entscheidungen der Vollstreckungsgerichte. Zur zulässigen Dauer der Unterbringung beschränkte es sich lediglich auf den Hinweis, hierzu könnten die *Strafrahmen* der verwirklichten Tatbestände und der drohenden Delikte als Anhaltspunkte infrage kommen (a. a. O.). Ein allgemeiner und nachhaltiger Erfolg war diesem Beschluss allerdings nicht beschieden. »Überlange« Unterbringungsdauern hielten an.

Legitimationskrise

Im Jahr 1990 wurden vonseiten der Kriminologie und der Strafrechtsdogmatik erste deutliche Anfragen an die Zweckmäßigkeit und Legitimation des praktizierten strafrechtlichen Sanktionensystems geäußert. So schrieb Kaiser (1990, S. 1), die kriminalrechtlichen Maßregeln befänden sich in der »*Krise*« (im Original hervorgehoben), der »Charakter der Zweispurigkeit« sei weitgehend »verblaßt« und die Einwände gegenüber den kriminalrechtlichen Maßregeln wiesen auf einen »erhöhten Legitimationsbedarf« hin (Kaiser 1990, S. 3). Gleichsam ergänzend sprach Frisch (1990, S. 354) davon, die »Krisis der Zweispurigkeit [sei] insoweit zugleich eine Krisis der Individualprävention«.

Verblasster Besserungszweck

Der lange Zeit behauptete umfassende Besserungszweck der psychiatrischen Maßregel erhielt im Jahr 2011 durch das Bundesverfassungsgericht einen deutlichen und nachhaltigen Dämpfer. Mit seiner Entscheidung zur unmittelbaren Geltung des verfassungsrechtlich verbürgten Selbstbestimmungsrechts in Behandlungsangelegenheiten und der deshalb nur noch sehr eingeschränkt legitimierbaren zwangsweisen Behandlung im Maßregelvollzug entzauberte das Gericht (BVerfGE 128, S. 282) die lange gepredigte Behandlungsdoktrin und zog damit einen Strich durch den behaupteten, aber nie präzise kodifizierten Besserungs-*Zweck* bzw. den Besserungs-*Auftrag* der psychiatrischen Maßregel. Allenfalls wurde die Besserung als (ein) Ziel in § 136 StVollzG und in den Vollzugsgesetzen der Länder bezeichnet (vgl. Kammeier/Pollähne-*Baur* 2018, Rz C S. 21 ff.).

Mit dieser Judikatur verblasste die Zweckbestimmung »Behandlung« und der Sicherungsauftrag erstarkte erneut (vgl. Kammeier 2020, S. 169). Eine zwangsweise Behandlung ist seither nur noch zum Selbstschutz, zur (Wieder-)Gewinnung von Selbstbestimmungsfähigkeit, unter engen Voraussetzungen zur Bemühung um eine Entlassfähigkeit (a. a. O.) und – nicht unumstritten – zum Schutz dritter Personen *innerhalb* der Unterbringungseinrichtung (BVerfG R&P 2021, S. 236) zulässig. Das Grundrecht auf Leben und körperliche Unversehrtheit in Art. 2 Abs. 2 S. 1 GG wird seither in Verbindung mit dem Würde-Grundsatz des Art. 1 GG in der Rechtsprechung des BVerfG als *Grundrecht auf Selbstbestimmung* verstanden – nicht aber zu einem Grundrecht auf Herstellung von Gesundheit ausgeweitet! Diese Stärkung der Selbstbestimmung wird inzwischen auch durch das im Zivilrecht normierte Behandlungsrecht der §§ 630a–h BGB widergespiegelt. Für eine Behandlung im Freiheitsentzug besteht für untergebrachte Personen keine Duldungspflicht. Sie ist als Angebot vorzuhalten und als Erfüllung eines Anspruchs auf eine individuelle und intensive Behandlung einzulösen (vgl. in diesem Sinne das StrUG-NRW (GVBl. [2021], S. 1493), und zur Maßregel der Sicherungsverwahrung § 66c StGB).

5.2.4 Unterbringungsdaten

Auf die öffentliche und rechtspolitische Tagesordnung der Bundesrepublik gelangte der Maßregelvollzug in den Jahren 2012 und 2013 anlässlich des »Falles Mollath« (vgl. hierzu statt vieler: Strate 2014). Fehler und Versagen von Psychiatrie und Justiz erhielten breite Aufmerksamkeit und hoben pars pro toto erhebliche Ungereimtheiten bei den Anordnungen, den Vollzugs- und den Vollstreckungsentscheidungen im Zusammenhang mit der psychiatrischen Maßregel medial wirksam ans Licht der Öffentlichkeit. Über den Einzelfall hinaus führte etwa zeitgleich auch das Bekanntwerden einer Reihe von dramatisch ansteigenden Parametern zu erhöhtem Nachdenk- und Diskussionsbedarf. An dieser Stelle kann hierauf nur in aller Kürze und nur beispielhaft eingegangen werden.

Unterbringungsanordnungen

Die Anzahl der *Unterbringungsanordnungen* nach § 63 StGB stieg von 551 im Jahr 1994 über den Scheitelpunkt von 1.104 im Jahr 2008, um sich in den Folgejahren auf hohem Niveau zwischen 770 im Jahr 2014 und 969 im Jahr 2019 einigermaßen zu stabilisieren (vgl. Kammeier/Pollähne-*Kammeier* 2018, Rz A 68; BMJV 2021, S. 5). Damit ist die Anzahl der Unterbringungsanordnungen in dem hier betrachteten Zeitraum um rund 76 % angestiegen, sie hat sich also in eineinhalb Dekaden fast verdoppelt.

Einstweilige Unterbringungen

In einer Vielzahl von Fällen gehen den Anordnungen von Unterbringungen nach § 63 StGB *einstweilige Unterbringungen* nach § 126a StPO voraus. Diese Zahlen stiegen von 2010 mit 724 über 808 im Jahr 2014 auf 955 im Jahr 2017 – einem Jahr nach dem Versuch des Bundesgesetzgebers, u. a. durch eine Änderung des § 63 StGB den Anstieg der Unterbringungen zu bremsen (Näheres dazu ▶ Kap. 5.3.3), um 2018 auf dem immer noch hohen Niveau von 866 einstweiligen Unterbringungen zu verbleiben (Ceus/FOGS 2020, S. 181 ff.). Dies entspricht einem Anstieg um rund 20 %.

Unterbringungsdauern

Mit weiterhin ansteigenden durchschnittlichen *Unterbringungsdauern* im psychiatrischen Maßregelvollzug nach § 63 StGB wurden die Mahnungen des Bundesverfassungsgerichts (s. o. BVerfGE 70, S. 297) zur Beachtung des Grundsatzes der Verhältnismäßigkeit durch die Vollstreckungspraxis weiterhin konterkariert. Auch hier müssen wenige Zahlen genügen, um das »Dauer«-Problem zu beschreiben. So betrug die durchschnittliche Verweildauer in der Unterbringung im Jahr 2003 rund 5,9 Jahre, im Jahr 2008 lag sie noch bei knapp über 6 Jahren, um dann im Jahr 2012 auf rund 8 Jahre anzusteigen (BT-Drs. 18/7244, 32; lt. BMJV 2021, S. 7, betrug sie im Jahr 2019 rund 8,66 Jahre). Ergänzend geben Traub und Schalast (2017, S. 149), die eine »epidemiologische Verweildauer« berechnen, eine Steigerung von 4,6 Jahren 1993 auf 9,1 Jahre im Jahr 2013, und damit fast eine Verdoppelung (Zunahme um beinahe 100 %) des zeitlichen Aufenthalts in der psychiatrischen Maßregel, an.

Über diese Durchschnittswerte hinaus ist das Augenmerk aber noch in besonderer Weise auf die Zahl derjenigen untergebrachten Personen zu richten, die über 10 Jahre Freiheitsentzug in der Maßregel hinnehmen müssen. Traf dies am 31. 12. 2009 auf 24,4 % der Untergebrachten zu (Ceus/FOGS 2011), so betraf diese Dauer im Jahr 2015 bereits 32,2 % aller Untergebrachten (Jaschke und Jaschke 2017, S. 161). Nach einer Umfrage der DGPPN unter den forensischen Kliniken (DGPPN 2023) betrug die Unterbringungsdauer bei rund 28 % der untergebrachten Personen immer noch mehr als 10 Jahre. Dabei sei die Unterbringungsdauer in einigen Einrichtungen doppelt so lang wie in anderen. Bereits im Jahr 2011 konnte Heinz (2011, S. 78) feststellen, dass sich mehr Untergebrachte im Maßregelvollzug nach § 63 StGB befinden als Gefangene im Vollzug einer Freiheitsstrafe von mehr als 5 Jahren.

Bestandszahlen

Angesichts vermehrter Zuweisungen und steigender Unterbringungsdauern im psychiatrischen Maßregelvollzug nimmt es nicht Wunder, wenn auch die Zahlen der sich jeweils in der Unterbringung befindlichen Personen, die *Bestandszahlen*, zunehmen. Waren dies im Jahr 1990 noch 2.489 Personen, so stieg ihre Zahl bis 1999 auf 3.838 Personen. Und die Zahlen stiegen weiter auf 6.651 im Jahr 2013 (Kammeier/Pollähne-*Kammeier* 2018, Rz A 69). Die Zahl lag nach den Angaben des BMJV (2021, S. 3) im Jahr 2018 bei nur noch 6.025 Personen, allerdings betrug sie nach einer anderen Zählung zu der Zeit 7.094 Personen (vgl. hierzu BMJV 2021, S. 3). Von 1990 bis 2018 ergibt dies eine Zunahme an untergebrachten Personen um rund 185 %, also beinahe eine Verdreifachung des Bestands, gemessen an der Ausgangszahl.

Prävalenz

Setzt man die Anzahl der nach § 63 StGB untergebrachten Personen in Relation zur strafmündigen Wohnbevölkerung, so erhält man eine *Prävalenzrate*. Sie bezeichnet die Anzahl der untergebrachten Personen, die z. B. auf 100.000 Personen der Wohnbevölkerung bezogen ist. Bei nur mäßigem Bevölkerungszuwachs, aber daran gemessen »überproportionaler« Steigerung der Unterbringungsanordnungen und Bestandszahlen, wundert es nicht, wenn auch die Prävalenzraten steigen. Nach einer Übersicht bei Kammeier/Pollähne-*Kammeier* (2018, Rz A 69) stieg diese Rate von 5,0 Personen im Jahr 1990 bis auf 12,3 Personen im Jahr 2011, um sich in den folgenden Jahren bei gut 10 einzupendeln. Für das Jahr 2018 kann die Prävalenz mit 11,1 angegeben werden (strafmündige Wohnbevölkerung nach: Statistisches Bundesamt 2018, S. 509), was einer Steigerung von rund 120 % entspricht. (Zu weiteren Daten und Vergleichsberechnungen: s. DGSP 2022, S. 21 ff.)

Angesichts dieser aus vielen Veröffentlichungen und Dateien »zusammengesuchten« Zahlen und Daten ist in diesem Zusammenhang ausdrücklich auf das Fehlen einer bundesweiten und einheitlichen Datenerfassung hinzuweisen, das einen gesellschaftspolitischen und rechtlichen Steuerungsprozess dieses Sicherungsbereiches beinahe unmöglich macht – ihn andererseits bei möglichem Zugriff auf solche Daten aber erheblich erleichtern würde.

5.2.5 Weitere Probleme und Fragen

Welche tatsächlich nachweisbaren oder mutmaßlichen Entwicklungen stecken hinter den genannten Zahlen und ihren Steigerungsraten, und vor allem: Welche Fragen sind damit im Zusammenhang zu bedenken?

Ganz vordergründig liegt die staatliche Verpflichtung auf der Hand, alle im Maßregelvollzug untergebrachten und zusätzlich neu hinzukommenden Personen in einer angemessenen Wohnsituation unterzubringen und zu ihrer Sicherung und Betreuung fachlich qualifiziertes Personal in ausreichendem Umfang zur Verfügung und einsatzbereit zu haben. Dies ist nicht erst seit der sog. »Föderalismusreform I« des Jahres 2006 (BGBl. I, 2023) in erster Linie Aufgabe der Länder.

Forensische Neubauten

Um die Unterbringungsmöglichkeiten zeitgemäßen Standards anzupassen, wurden ab dem Ende der 1980er Jahre nicht nur dringend notwendige Renovierungen psychiatrischer Kliniken durchgeführt, sondern auch spektakuläre Neubauten für die Forensische Psychiatrie, z. B. in Düren, Berlin und Hamburg errichtet (vgl. Kammeier 1990). Nur zum Teil handelte es sich bei ihnen um Ersatz für abgängige Einrichtungen. Diese, wie in den Folgejahren weitere Neubauten, waren erforderlich, um die zunehmenden Zahlen unterzubringender Personen aufzunehmen. Auffällig an vielen Neubauten nach der Jahrtausendwende ist dabei vor allem ihr Charakter als Hochsicherheitseinrichtungen. Nach dem sog. Sicherheitsdiskurs ab Mitte der 1990er Jahre (vgl. Kammeier 2020, S. 150 f.) entwickelte sich der psychiatrische Maßregelvollzug – nicht nur in baulicher Hinsicht – damit von einer bisherigen Selbstwahrnehmung und -beschreibung der »Forensischen« Psychiatrie als Teilbereich des Gesamtspektrums Psychiatrie mehr und mehr hin zu einer Institution der Langzeitverwahrung für psychisch kranke und deshalb für hochgefährlich gehaltene Personen. Zeitweilig wurde sogar die Einrichtung von sog. Longstay-Abteilungen erwogen (zu ihrer Unvereinbarkeit mit Verfassungsrecht und der »Unterminierung« des Maßregelsystems vgl. Lindemann 2002). Als Antwort auf diese Entwicklung forderte Schott (2007,

S. 106) zu einem Diskurs über »die bundesweit zu beobachtende bauliche Übersicherung, bauliche Weltfremdheit und Menschenfeindlichkeit im Maßregelvollzug« auf: Je höher die Mauern, desto gefährlicher muss wohl die dahinter eingeschlossene untergebrachte Person sein (vgl. Schott 2001, S. 4).

Organisationshaft

Dennoch reichen offensichtlich die je vorhandenen Unterbringungsplätze keineswegs hin und führen zu »Wartezeiten« von rechtskräftig zu einer Maßregel verurteilten Personen in Justizvollzugsanstalten und damit zu rechtswidrigen Freiheitsentziehungen. Selbst wenn diese Grundrechtseingriffe beschönigend als »Organisationshaft« bezeichnet werden, entbehren sie doch der verfassungsrechtlichen Legitimation.

Das Bundesverfassungsgericht (NJW 2006, S. 427, 429) hat diese Haftform zwar nicht grundsätzlich für verfassungswidrig erklärt, dennoch darf nach diesem Judikat nicht schon deswegen von der nach dem Richterspruch gesetzlich vorgesehenen Freiheitsentziehung abgewichen werden, weil die Exekutive nicht die zu seiner Durchführung erforderlichen Mittel bereithält. Im Fall einer verzögerten Entlassung aus der Maßregel der Sicherungsverwahrung hatte das OLG Hamm (R&P 2013, S. 171, 176, m. Anm. Kammeier) deutlich darauf hingewiesen, es falle in den Aufgabenbereich des Staates, ein ausreichendes Angebot an nachsorgenden Einrichtungen zu gewährleisten und damit einen geeigneten sozialen Empfangsraum zu bieten. Nach dem OLG Braunschweig (BeckRS 2020, 21918, LS 3) ist es jedenfalls die Rechtspflicht der Verwaltung und der Haushaltsgesetzgeber in den Ländern, die praktische Vollstreckbarkeit von Strafurteilen sicherzustellen. In diesem Sinn zitierte jüngst das OLG Frankfurt am Main (NStZ-RR 2022, S. 390) erneut das Bundesverfassungsgericht mit den Worten »einem eindeutigen Gesetzesbefehl darf die Gefolgschaft nicht deshalb versagt werden, weil die Exekutive nicht die zu seiner Durchführung erforderlichen Mittel bereithält (vgl. BGHSt 28, 327 = NJW 1979, 1941; BVerfG [Kammer], NJW 2006, 427).« Und das OLG Bremen (Beschl. v. 29.11.2022–1 Ws 136/22, R&P 2023, S. 118, m. Anm. Kammeier, S. 125) formulierte, es treffe den Staat und namentlich die

Justizbehörden bzw. die nach Landesrecht für die Maßregelvollzugseinrichtungen zuständigen Behörden aufgrund des für den Vollzug von Organisationshaft geltenden Gebots größtmöglicher Beschleunigung eine Verpflichtung, eine dem Bedarf entsprechende Kapazität an Behandlungsplätzen vorzuhalten. In einigen Fällen von Organisationshaft war die jeweils betroffene Person auf freien Fuß zu setzen; ebenfalls wegen Platzmangels im Maßregelvollzug wurde 2023 in Berlin ein sog. Clan-Mitglied aus der Haft entlassen (Jürgens 2023).

In dem o.g. Beschluss und in einem weiteren vom 27.01.2023 (1 Ws 2/23) judiziert das OLG Bremen jedoch dahingehend, dass trotz mehrmonatiger rechtswidriger Organisationshaft das Freiheitsrecht der zur Unterbringung verurteilten Person mit dem Sicherheitsinteresse der Allgemeinheit abzuwägen sei. Dies schließe ihre Freilassung aus der Organisationshaft aus. Schließlich sei sie ja grundsätzlich zum Freiheitsentzug verurteilt. Als Judikat: legal oder perfide?

Ergänzend ist noch darauf hinzuweisen, dass auch der Vollzug der einstweiligen Unterbringung nach § 126a StPO in einer Untersuchungshaftanstalt rechtswidrig ist (LG Hamburg, Beschl. v. 27.04.2021–615 KLs 3/21; s. dazu auch Schwarz und Radom 2022).

Soweit erkennbar, ist bisher niemand aus dem Kreis der für diese Missachtung von Gesetzen politisch oder administrativ zuständigen Personen rechtlich zur Verantwortung gezogen worden. Wer läuft schon mit Art. 1 Abs. 1 und 3 GG nicht nur unter dem Arm, sondern vor Augen herum: *Honi soit qui mal y pense* … Andererseits sollten diese Judikate jedoch nicht vorschnell so gedeutet werden, dass es nun gelte, den Bau weiterer forensischer Einrichtungen mit Verve zu beschleunigen (▶ Kap. 5.4.3).

Deshalb hat sich die DGSP jüngst für einen Baustopp von geschlossenen forensischen Neubauten ausgesprochen (DGSP 2023). Und wenn die Länder die damit frei werdenden Etatmittel nicht zur Finanzierung ambulanter Dienste umwidmen wollen, könnten diese Gelder vielleicht besser in den Sozialen Wohnungsbau mit guter sozialer Infrastruktur gesteckt werden. Und für das eingesparte Personal der Forensik könnte dort wenigstens ein Sozialarbeiter eingesetzt werden …

»Forensifizierung«

Seit etwa zwei Dekaden diskutieren Juristen und Psychiater über die Gründe und Hintergründe des Zuwachses der Anzahl an im Maßregelvollzug nach § 63 StGB unterzubringenden Personen. Dabei kommen insbesondere folgende Aspekte in den Blick:

Zum einen scheint der *Abbau von stationären Betten* in den Einrichtungen der Allgemeinpsychiatrie eine »Verschiebung« von Personen aus diesen Bereichen in den Maßregelvollzug mindestens mitbewirkt zu haben. Nach Saimeh (2013) sank die Zahl allgemeinpsychiatrischer Betten zwischen 1990 und 2005 um rund 46%, ohne dass eine gleichlaufende Reduzierung der Patientenzahl stattgefunden hätte.

Hinzu kommen die Verkürzungen von Behandlungs- und damit von Verweildauern in der stationären Psychiatrie. Vermutet wird hinter dieser Entwicklung auch ein *Kostenträgerargument*. Nach MüKoStGB-*van Gemmeren* 2020, § 63 Rz 3 und Kruse (2005, S. 33) werden die Krankenkassen »mit Freuden« damit von Kosten ent- und der Fiskus mit Aufwendungen belastet.

Für Personen, die dann auch noch bei »offenen Türen« (vgl. nur Henking 2017; Beine 2019; Nyhuis und Zinkler 2019; Steinert et al. 2019) mit erheblich störenden Verhaltensweisen wie Schreien, Randalieren, Zündeln und übergriffigem Verhalten gegenüber Beschäftigten und freiwillig sich dort aufhaltenden Patienten nicht mehr tragbar und dem Ansehen einer offenen Psychiatrie abträglich erschienen (Habermeyer et al. 2010; MüKoStGB-*van Gemmeren* 2020, § 63 Rz 3), wurde offensichtlich der (Aus-)Weg in die Forensik gesucht und geebnet. Zudem, so Habermeyer et al. (2010, S. 1117), könnte ein *Rückzug von Behandlungsaspekten, die mit aggressivem Verhalten zu tun haben,* hinzugekommen sein. Andersherum gewendet erscheint es offensichtlich, dass die Bemühungen in weiten Bereichen der Allgemeinpsychiatrie um eine Behandlung »ohne Zwang und Gewalt« (paradigmatisch: Zinkler und von Peter 2019) in auffallender Weise zu einer gewissen »Trennung« (Heinze 2013) von allgemeiner und forensischer Psychiatrie geführt haben. So sei nach Heinze (2013, S. 9) Menschen mit schwerer Erkrankung und hohem Behandlungsbedarf die Forensik »geradezu zu wünschen«. Ähnlich hatte sich Jahre zuvor schon

Kruse (2005) in einem nur vordergründig ironischen Artikel mit der Überschrift »Forensik – die Psychiatrie der Zukunft« geäußert.

Und jüngst machten Nagel et al. (2023, S. 17) mit ihren Erfahrungen in Hamburg darauf aufmerksam, »dass sachverständig empfohlene Unterbringungen in geschlossenen therapeutischen Wohneinrichtungen gar nicht mehr vollzogen werden können, sondern Betroffene [nach abgeschlossener Behandlung] mehr oder weniger nur noch ›verwahrt‹ werden, da für sie […] keine Wohnplätze gefunden werden können. […] Fälle vermeidbarer Hospitalisierung, Drehtür-Effekte und unnötige Forensifizierung mit all ihren Nachteilen sind die Folgen.«

Nebenbei bemerkt: Vergleichbare Konfliktlinien scheinen gegenwärtig in Österreich deutlich zu werden. So wendet sich, kurz dargestellt, die Österreichische Gesellschaft für Psychiatrie, Psychotherapie und Psychosomatik (ÖGPP 2022) gegen einen Gesetzentwurf des Maßnahmenvollzugsanpassungsgesetzes von Ende 2022, der vorsieht, dass bislang im Maßnahmenvollzug behandelte Patienten künftig auch öffentlichen Krankenanstalten oder solchen Abteilungen zugewiesen werden können. Befürchtet wird in der Zukunft ein Mangel an Behandlungsplätzen für nicht straffällig gewordene Personen, ein Entzug von Ressourcen für die Behandlung nicht straffälliger Patienten sowie eine Abwanderung von Pflegepersonal. Darüber hinaus verweist die ÖGPP auf die hohe Spezialisierung der forensischen Psychiatrie und deren Kriminaltherapie, die in der Allgemeinpsychiatrie nicht vorhanden sei, was zu Falscheinschätzungen der Gefährlichkeit forensischer Patienten zu Lasten nicht straffälliger Patienten auf den offenen Stationen führen könne. Zur kommentierenden Bewertung dieser Einwände in Österreich mit Bezug auf die Situation in Deutschland vgl. Spindler (2023) sowie ▶ Kap. 3.

Einen weiteren Grund für die sog. Forensifizierung sieht MüKoStGB-*van Gemmeren* 2020, § 63 Rz 3, darin, dass in Strafprozessen häufiger als früher psychiatrische Sachverständige hinzugezogen würden. Damit zusammenhängend sei eine *Ausweitung der in den ICD und DSM aufgelisteten psychischen Erkrankungen* »sicherlich mitursächlich« für den Anstieg der Unterbringungsanordnungen.

»Tatort Institution«

Eine andere in gewisser Weise damit im Zusammenhang stehende Entwicklung vollzieht sich offensichtlich – wenn nicht gar von Interessen geleitet und willentlich gesteuert – para legem, wenn man sie an der ständigen Rechtsprechung des Bundesgerichtshofes misst: die Unterbringung in der Forensik, wenn das Urteil eines Landgerichts, ohne Revisionsentscheidung, rechtskräftig wird.

Nach BGH, Beschl. v. 25.04.2012–4 StR 81/12 = BeckRS 2012, 11070, ist das Verhalten einer Person innerhalb einer Einrichtung gegenüber dem Pflegepersonal nicht ohne Weiteres denjenigen Handlungen gleichzusetzen, die ein Täter außerhalb einer Betreuungseinrichtung begeht. In diesem Fall hatten die zu verhandelnden aggressiven Verhaltensweisen erst nach der Unterbringung begonnen. Dem BGH schien hier sogar ein Zusammenhang zwischen den Gewalttaten und der Unterbringungssituation möglich. Unter Verweis auf BGH, Urt. v. 22.01.1998–4 StR 354/97 = NStZ 1998, S. 405, hält er deshalb eine Unterbringung nach § 63 StGB mit Blick auf § 62 StGB für »unverhältnismäßig«.

Demgegenüber hat der 5. Strafsenat des BGH mit seinem Beschluss vom 24.10.2019–5 StR 410/19 = BeckRS 2019, 27298, Rz 17, eine Kehrtwende dieser BGH-Rechtsprechung versucht. Eine Ungleichbehandlung gleichartiger Taten abhängig vom Ort der Tatbegehung sei unzulässig.

Dem widersetzte sich der 1. Strafsenat des BGH unter Beibehaltung der früheren ständigen Rechtsprechung mit Beschl. v. 15.01.2020–1 StR 604/19, und betonte, eine Übernahme der Rechtsprechung des 5. Senats komme nicht infrage. Innerhalb einer Einrichtung begangene Taten dürften nicht mit solchen, die außerhalb begangen wurden, gleichgesetzt werden, wenn diese Taten nicht ausschließbar ihre Ursache (auch) in der durch die Unterbringung für den Betreffenden bestehenden besonderen Situation hätten (Rz 12). Verhaltensweisen eines möglicherweise schwierigen Insassen in einer Unterbringungseinrichtung, durch die das Pflegepersonal oder Mitpatienten betroffen werden, seien bei wertender Betrachtung nicht mit Handlungen eines Täters außerhalb der Betreuungseinrichtung gleichzusetzen (Rz 13).

Bleibende und neue Probleme und Dilemmata

Der psychiatrische Krankheitsbegriff bzw. das Verständnis biopsychosozialer Beeinträchtigungen befindet sich seit Jahren in einem steten Wandel, auf den hier aus Platzgründen nicht eingegangen werden kann. Nicht unberührt von diesbezüglichen Diskussionen sind jedoch die »juristischen Krankheitsmerkmale« (vgl. MüKoStGB-*van Gemmeren* 2020, § 63 Rz 3) des § 20 StGB geblieben. Ihre unzeitgemäßen Begrifflichkeiten wurden zwar inzwischen durch Gesetz vom 20. 11. 2020 (BGBl. I, 2600) leicht korrigiert. Dennoch ändern diese Korrekturen nichts an der weiterhin bestehenden rechtlichen Unbestimmtheit dieser Begriffe (vgl. Schiemann 2012, 2013). Und der Hinweis des BVerfG (NStZ 1995, 399) an den Gesetzgeber, er solle im Hinblick auf Freiheitsentziehungen gezwungen werden, diese in »berechenbarer, meßbarer und kontrollierbarer Weise« zu regeln, scheint auf die Anordnung der Maßregel nach §§ 20, 21 und 63 StGB bezogen nach wie vor ins Leere zu laufen.

So zeigen die Unterbringungsanordnungen im Ländervergleich weiterhin erhebliche Unterschiede. Nach Heinz (2011, S. 72 f.) beruhen sie nicht auf Unterschieden der Tatmerkmale, sondern auf »regional unterschiedliche[n] Gefährlichkeitsprognosen«. Diese ließen sich auf eine ungleiche Beurteilungspraxis der Schuldunfähigkeit bzw. der verminderten Schuldfähigkeit zurückführen. Zu den auffallend unterschiedlichen Unterbringungsanordnungen von Landgerichtsbezirken selbst innerhalb eines Bundeslandes vgl. Traub und Weithmann (2011). Weitere Ergebnisse der diesbezüglichen Rechtstatsachenforschung werden im sog. »Transformationspapier« der DGSP (2022, S. 25 ff.) vorgestellt.

Die in einigen Regionen und Unterbringungseinrichtungen feststellbaren überdurchschnittlich langen Unterbringungsdauern könnten vor allem auf einen *Behandlungseifer* und eine Konzentration der Einrichtungen auf das *Erzielen therapeutischer Ergebnisse* zurückzuführen sein. In einer umfangreichen DFG-Studie berichten die Soziologen Vogd und Feißt (2022) an fünf besonders hervorgehoben Beispielverläufen davon, wie der ausschließliche Blick auf therapeutische Kommunikationen und Interaktionen das Selbstbestimmungsrecht der untergebrachten Person und die strafrechtlich prioritäre Vorgabe der rechtlich relevanten Gefahrenabwehr und -reduktion bis hin zur Nichtbeachtung verdrängen. Sowohl Therapeuten wie erst recht untergebrachte Personen gerieten damit in eine *Behandlungsfalle*. Eine solche Rechtsvergessenheit dürfte auch auf die Machtasymmetrie zwischen der Leitung bzw. dem Team einer Einrichtung und den darin untergebrachten Personen zurückzuführen sein.

Ein Problem, dessen Ausmaß und organisatorische wie rechtliche Auswirkungen derzeit noch gar nicht präzise eingeschätzt werden können, stellt die abnehmende Zahl an Beschäftigten aller Berufsgruppen in den Vollzugseinrichtungen dar. Aus vielen Einrichtungen wird davon berichtet, dass Mitarbeitende die Forensik in Richtung anderer Tätigkeitsbereiche verlassen, ja sogar regelrecht abgeworben werden. Entsprechend der demografischen Entwicklung werden zudem in den nächsten Jahren überproportional viele Beschäftigte das Renteneintrittsalter erreichen und ausscheiden. Einen ausgeprägten Personalmangel hat jüngst auch die DGPPN (2023) in ihrer Umfrage feststellen müssen. Er sei vielerorts noch ausgeprägter als in anderen Krankenhäusern.

Der Blick auf den aktuellen Personalmangel (Stand: August 2024) in anderen Bereichen lässt für die Forensik und den Nachwuchs an qualifizierten Fachkräften kaum Hoffnung auf eine Besserung der Personalsituation aufkommen. Selbst von den allgemeinpsychiatrischen Krankenhäusern konnten im Jahr 2021 nur knapp zwei Drittel die dort gesetzlich geforderten Mindestvorgaben für Personal einhalten (Pressemitteilung des GKV-Spitzenverbandes, 02.02.2023). Zum Vergleich können noch einige weitere Beispiele aus anderen Bereichen genannt werden, um die insgesamt prekäre Beschäftigungslage in Deutschland zu verdeutlichen: Im Strafvollzug sind (nach WDR-Nachrichten und der persönlichen Auskunft des Bundesverbandes der Strafvollzugsbediensteten) derzeit rund 2.000 Stellen unbesetzt. Die Deutsche Industrie- und Handelskammer geht von 2 Millionen vakant bleibenden Arbeitsplätzen aus (FAZ, Nr. 11, 13.01.2023). Allein Post, Bahn und Lufthansa benötigen 54.000 Mitarbeiter (Fehr 2023).

5.3 Bisherige Lösungsvorschläge und -versuche

5.3.1 Aus der Literatur

Die meisten der nachfolgend genannten Vorschläge beziehen sich auf eine Veränderung und damit einhergehende Verbesserung der empirischen wie der rechtlichen Situation des *Vollzugs* der Maßregel nach § 63 StGB. Notwendig erscheinende Veränderungen der Grundstruktur des Maßregel- oder gar des gesamten Sanktionenrechts sind bisher noch kaum in den Blick genommen worden. Auch hier können nur kurz einige Aspekte angesprochen und hervorgehoben werden.

Der Autor dieses Beitrags schlug 2014 vor, für die Unterbringung nach § 63 StGB nicht mehr das dort in der Norm genannte »Psychiatrische Krankenhaus« vorzusehen, sondern die Zuweisung zu einem »freiheitsorientierten und therapiegerichteten Vollzug« (so das BVerfG in seiner Sicherungsverwahrungsentscheidung: NJW 2011, 1931, Rz 129) vorzusehen (Kammeier 2014, S. 43 ff.). In dem Zusammenhang könnten auch die Forensischen Ambulanzen den Status originärer Vollzugsbehörden erhalten. Neu zu organisierende Vollzugsbehörden sollten für je ein bis zwei Landgerichtsbezirke eingerichtet werden und die Versorgungsverpflichtung für diese Bereiche übernehmen. Ergänzend hierzu könnte § 62 StGB dahingehend ergänzt werden, dass in ihm die Verhältnismäßigkeit auch auf die Eingriffsintensität statt nur auf die Anordnung der Maßregel zu beziehen ist. Und um einem überschießenden Behandlungseifer zu begegnen, schlug derselbe Autor (2016, S. 92) vor: »Der psychiatrische Maßregelvollzug erfordert nicht eine umfassende Gesundheits-(für-)sorge, sondern er sollte sich in erster Linie auf seine Kernaufgabe konzentrieren und darauf beschränken, den Schutz der Gesellschaft durch Gefahrenabwehr zu betreiben.«

Ebenfalls im Jahr 2014 und nach den Diskussionen um den »Fall Mollath« hielt Streng (2014, S. 24) die Legitimation der psychiatrischen Maßregel angesichts ihrer unsicheren Gefahrendiagnostik für »prekär«. Die meisten Prognosegutachten würden den einzufordernden Qualitätsstandards nicht gerecht (a. a. O., S. 30). Und im Hinblick auf Reformansätze hielt er die obligatorisch zwingende Unterbringung bei der Anordnung des § 63 StGB für »ein Stück entbehrlicher ›Übersicherung‹« (a. a. O., S. 39). Empfehlenswert erschien ihm auch, eine zeitliche Begrenzung der Unterbringungen einzuführen (a. a. O., S. 40). Zudem betonte er, wenn Zweifel an der Gefährlichkeit bestünden, sei »eine Unterbringung nach Rechtsstaatsgrundsätzen nicht zulässig« (a. a. O., S. 41). Abschließend plädierte er in seinem Beitrag für eine »Reform der Föderalismusreform« und für ein bundesrechtliches »Unterbringungs-Vollzugsgesetz« (a. a. O., S. 42).

Jüngst haben sich auch noch Querengässer und Schiffer (2021) geäußert und insbesondere Alternativansätze zu einer Senkung der überlangen Verweildauern vorgelegt. So sprechen sie sich unter anderem dafür aus, die einstweilige Unterbringung nach § 126a StPO als »verdeckte forensische Krisenintervention« zu vermeiden (a. a. O., S. 18). Sie plädieren für eine Ausdifferenzierung in ambulante und teilstationäre Maßregeln (a. a. O., S. 19), die idealiter »mit einer Neuordnung/-konzeptionierung des gesamten Sanktionssystems« einhergehen sollte (a. a. O., S. 20) und die einen »mehr oder weniger umfassenden Paradigmenwechsel in MRV und Justiz« implizieren müsste (a. a. O., S. 24).

5.3.2 Aus den Verbänden

In den zurückliegenden Jahren haben sich auch die beiden deutschen Psychiatrieverbände zu den Problemen des *Vollzugs* der psychiatrischen Maßregel zu Wort gemeldet.

Zunächst ist die *Deutsche Gesellschaft für Soziale Psychiatrie e. V.* (DGSP) im Jahr 2014 mit ihren Forderungen an die Öffentlichkeit getreten. Im Kern wollte sie damit erreichen, dass das Psychiatrische Krankenhaus nur für solche Personen, die mit einer psychiatrischen Maßregel belastet sind, die infrage kommende Unterbringungseinrichtung sei, wenn sie einer stationären Behandlung bedürften. Ansonsten solle die gesamte Palette der sozialpsychiatrischen Versorgungs- und Kontrollmöglichkeiten, einschließlich Gemeindepsychiatrischer Verbünde und Forensischer Ambulanzen, dem Maßregelvollzug zur Verfügung stehen (DGSP 2014).

Im Jahr 2017 stellte die *Deutsche Gesellschaft für Psychiatrie und Psychotherapie, Psychosomatik und Nervenheilkunde e. V.* (DGPPN) der Öffentlichkeit »Standards für die Behandlung im Maßregelvollzug« vor, mit deren Hilfe eine »Reduktion der Fremdgefährlichkeit durch die Besserung des die Gefährlichkeit bedingenden Gesundheitszustandes des Patienten« erreicht werden solle (DGPPN 2017). Hierzu werden zahlreiche Aspekte angeführt, die im Rahmen der Behandlung zu berücksichtigen seien. So wird dort unter anderem auf das Good lives model, das Recovery-Prinzip und das Rückfallvermeidungsmodell verwiesen und schließlich die Bedeutung der forensisch-psychiatrischen Nachsorge betont (a. a. O.). Nach Konrad (2017, S. 196) liefern die von der DGPPN vorgelegten Standards jedoch kaum Kriterien für ausreichende Behandlungsangebote. Und soweit »Einsperrung […] als Behandlungsmaßnahme deklariert« wird, sieht er eine »Renaissance der repressiven Kriminalpsychiatrie in behandlerischem Gewand« heraufziehen.

5.3.3 Vom Bundesgesetzgeber

Schließlich zwangen die steigenden Zahlen der Unterbringungsanordnungen, des Bestands an untergebrachen Personen und die anhaltend übermäßig langen Unterbringungsdauern – und nicht zuletzt die Diskussionen um den »Fall Mollath« – den Bundesgesetzgeber zum Handeln. Mit dem Gesetz zur Novellierung des Rechts der Unterbringung in einem psychiatrischen Krankenhaus pp. vom 16. 07. 2016 (BGBl. I, S. 1610) strebte er an, einerseits die Anzahl der Anordnungen durch eine Konkretisierung der Voraussetzungen zu verringern und andererseits die Unterbringungsdauern ebenfalls durch eine Konkretisierung der Fortdauerentscheidungen nach sechs und zehn Jahren Unterbringung zu verkürzen (BT-Drs. 18/7244, S. 13). Darüber hinaus sollten prozessuale Sicherungen zur Vermeidung unverhältnismäßig langer Unterbringungen die materiellen Vorschriften ergänzen.

Bereits nach knapp drei Jahren konnte der »Navi« des BMJV (2021) melden: »Sie haben ihr Ziel erreicht.« Nach der vorgelegten ersten Evaluation, die Daten bis zum Jahr 2019 (!) erfasste, sank lt. BMJV die absolute Zahl der Unterbringungsanordnungen (a. a. O., S. 4), und der Anstieg der durchschnittlichen Unterbringungsdauer konnte gebremst werden (a. a. O., S. 7). Gleichwohl kann dieses Unterfangen des Bundesgesetzgebers eigentlich nur als »Reförmchen« bewertet werden. Denn wie oben schon angesprochen hat sich der Aufnahmedruck auf die Maßregeleinrichtungen der Länder infolge des Anstiegs an einstweiligen Unterbringungen nach § 126a StPO sowie der noch stärkeren Zuweisungen nach § 64 StGB weiterhin in einer Weise gesteigert, dass trotz anhaltender Zubauten nicht alle gerichtlich zugewiesenen Personen (▶ Kap. 5.2.5) Aufnahme finden können.

5.4 Schlussfolgerungen

5.4.1 Vom Beharren am Überkommenen zur Transformation des Systems

Die hier nachgezeichnete empirische und rechtliche Entwicklung der psychiatrischen Maßregel kann im Ergebnis als Verantwortungsdiffusion oder noch deutlicher als *strukturelle Verantwortungslosigkeit* der das Maßregelsystem steuernden politischen und administrativen Entscheidungsträger zusammengefasst werden. Es dürfte kaum belegbar sein, dass die Bevölkerung der Bundesrepublik in den letzten Dekaden in strafrechtlich relevantem Maße krimineller und/oder maßregelrechtsrelevant psychisch kränker geworden ist. Allenfalls ist sie im Hinblick auf eine tatsächlich oder vermeintlich zunehmende Gefährdung durch messerstechende oder amoklaufende Personen sensibler, um nicht zu sagen »dünnhäutiger« geworden. Von daher dürfte der Schluss naheliegen, die aufgezeigten Veränderungen und gesetzgeberischen Steuerungsversuche seien vorwiegend hierauf zurückzuführen. Die minimale Anhebung der Schwellen zur Anordnung einer Unterbringung, ob nach § 63 oder § 64 StGB – quasi als Verengung des Eingangstrichters –, führt im Ergebnis nur dazu, dass mehr Personen ausschließlich zu einer Freiheitsstrafe verurteilt und in einer Justizvollzugsanstalt untergebracht werden. Ob ein solches *Reförmchen*

»Fehlanreize im Sanktionensystem« (FES 2022, S. 2) zu korrigieren vermag, erscheint fraglich. Darüber hinaus dürfte es utopisch sein, künftig nachhaltige Veränderungen aus einer intrinsischen Motivation heraus zu erwarten.

Die empirische Wirklichkeit und die Entwicklung des Rechts sind im Laufe der Zeit über die Maßregeln hinausgewachsen. Nach meiner Ansicht befinden wir uns, was die aufgezeigten Fehlentwicklungen und Defizite angeht, in einem mentalen Investitionsstau. Vielleicht brauchen wir ein »Silicon Valley«, um für neue Perspektiven den Weg vorzudenken und Strategien zu ihrer Umsetzung und zu einer realen Chance zu verhelfen. Deshalb ist es dringend an der Zeit, die Fantasielosigkeit bisheriger Lösungsversuche zu beenden und im Schwung eines gesellschaftlichen Modernisierungsprozesses das Sanktionensystem in seiner Gänze zu überprüfen. Das bisher praktizierte Maßregelrecht erscheint der DGSP und dem Autor dieses Beitrags keineswegs so systemrelevant, dass es um der gesellschaftlichen Kohärenz willen in dieser Weise erhalten werden müsste. Wer eine zukunftsfähige Moderne will, muss auch Risiken in Kauf nehmen. Es gibt sie nicht geschenkt. Und auch mit Gewohnheitsstörungen ist zu rechnen.

5.4.2 Fachkräftemangel

Unabhängig von allen oben aufgezeigten Problemen und Dilemmata und zusätzlich zu ihnen wird vielfach über einen sich vergrößernden Mangel an pflegerischen und (ärztlich-)therapeutischen Fachkräften im psychiatrischen Maßregelvollzug berichtet. Diese Mängellage führt nach Aussagen eines führenden Mitarbeiters der Personalvertretung einer großen forensischen Einrichtung mittlerweile zu einer zunehmenden Destruktion der Arbeitsmotivation: »Wer will denn hier noch arbeiten?!«

Zu dieser unbefriedigenden Situation kommt hinzu, dass auf absehbare Zeit so gut wie keine Besserung zu erwarten ist. Die Bundesregierung hat dazu am 24.01.2023 (BT-Drs. 20/5395, S. 9) angesichts des insgesamt weit verbreiteten Fachkräftemangels erklärt: »Die Zahl der offenen Stellen hat in der Tendenz weiter zugenommen und die Arbeitslosigkeit von qualifizierten Fachkräften ist gesunken. In Kombination mit dem demografischen Wandel werden sich Fachkräfteengpässe zukünftig verschärfen.« Ähnlich analysiert Fehr (2023a) den bundesweiten Stellenmarkt, wenn er schreibt, die hohe Zahl offener Stellen habe weniger mit einem konjunkturellen Boom zu tun, sondern signalisiere vielmehr einen sich verschärfenden Mangel an Arbeitskräften.

Zu Vorschlägen von verschiedenen Seiten, wie diesem Mangel zu begegnen sei, äußert sich Müller (2023, S. 1) in einem KfW Research eher pessimistisch. Eine »höhere Erwerbsbeteiligung der Menschen im heutigen Erwerbsalter« sei nicht zu erwarten. Ebenso wenig eine »höhere Erwerbsbeteiligung der Altersklasse 65+«. Und um den Rückgang inländischer Erwerbspersonen durch Zuwanderung auszugleichen, müssten bereits jetzt 1 Million Menschen einwandern, eine »Zuwanderung in dieser Größenordnung erscheint unrealistisch.«

Dieser Mangel führt Bewerber um einen Arbeitsplatz mittlerweile in eine vielversprechende Ausgangsposition: »Die Bewerber sitzen am längeren Hebel« (Fehr 2023b). Die von »Klimaschutz und Menschenrechten beseelte Generation der Berufseinsteiger [verhandelt] knallhart.« Gleiche Verhaltensweisen eines »neuen Typs von Arbeitnehmern« werden in einer umfassenden Analyse von Kempkens und Parnack (2022) unter der Überschrift »Sie sind wie Plankton« mit vielen Beispielen dargestellt. Zudem habe die Identifikation mit dem jeweiligen Arbeitgeber spürbar nachgelassen, und man sei schneller als früher bereit, die Stelle zu wechseln. Deshalb bedarf es nicht nur im Bereich des öffentlichen Dienstes, sondern insbesondere in persönlich herausfordernden Arbeitsverhältnissen wie in der Forensik des Aufbaus einer speziellen »Arbeitgebermarke«. »Sicherheit und Sinn« reichten längst nicht mehr jedem möglichen Interessenten. Heute muss sich eine Einrichtung bewerben und nicht umgekehrt. Sie muss den potenziellen Interessenten vermitteln, wie spannend und vielfältig die Aufgaben sind. Dies gilt gerade auch für die Forensik.

Angesichts dieser pessimistischen Aussichten warnt der frühere Bundesverfassungsrichter di Fabio (nach Creutzburg 2023) den öffentlichen Dienst vor der Erwartung, dass mehr Personal die alleinige Lösung sei. Dagegen müsse die Politik stärker darauf achten, dass ihre Gesetze mit den gegebenen Kapazitäten umsetzbar seien. Die durch die Bundesregierung mittlerweile initiierte Reduzierung von Krankenhäusern und Planbetten im somatischen Bereich könnte als Beispiel und Anregung dazu herangezogen werden, vergleichbare Maßnahmen für die Forensik planerisch anzugehen und auszuarbeiten. Dabei sollten Bund und Länder gemeinsam an einem Tisch sitzen.

Denn es dürfte sich wohl als Illusion erweisen, wenn einerseits durch Zubauten zusätzliche stationäre Unterbringungsplätze geschaffen werden, darauf zu hoffen, dass andererseits nicht nur die bisher vorhandenen, sondern auch noch die neuen mit ausreichendem Personal ausgestattet werden können.

5.4.3 Strukturelle Alternativen

Als Konsequenz aus den aufgezeigten Problemen und Dilemmata und zur Eröffnung neuer Perspektiven im Umgang mit psychisch bzw. suchtkranken Rechtsbrechern hat die DGSP (2022) gefordert, die Maßregeln nach den §§ 63 und 64 StGB aus dem Sanktionenrecht des StGB zu streichen. Ohnehin erscheint bei vielen untergebrachten Personen mit zunehmender Unterbringungsdauer die Kausalität zwischen krankheitsbedingter Tat und anhaltender Gefährlichkeit als Legitimation für den weiteren Freiheitsentzug immer schwieriger begründbar. Sie wird »schwammiger«. Denn womit soll nach langer Hospitalisierung die behauptete Gefährlichkeit für die Allgemeinheit aus der zur Unterbringung geführt habenden Tat heraus noch begründet werden, wenn nur Beobachtungen in geschlossenen Bereichen zur Verfügung stehen?

Deshalb schlägt die DGSP (2022) mit ihrem Plädoyer zu einer »Transformation der Maßregeln« vor, die Personen, für die nach gegenwärtigem Strafrechtssystem unabdingbar ein Freiheitsentzug anzuordnen ist, in einen *einheitlichen »strafrechtsbezogenen Freiheitsentzug«* aufzunehmen – auch um nicht mehr von »Freiheits*strafe*« und »*Straf*vollzug« sprechen zu müssen. Notwendige Differenzierungen der darin untergebrachten Personen nach verschiedenen Gruppen von Persönlichkeits- und Gefährdungsausprägungen sowie nach Gesundheit, psychischer oder Suchtkrankheit dürften angesichts der Vielzahl an bestehenden Vollzugseinrichtungen, zu denen noch einige der bisherigen Maßregelvollzugseinrichtungen hinzukommen könnten, ausreichen, um die Verteilung organisatorisch zu bewältigen. So können durchaus vulnerable vor übergriffigen Personen geschützt werden. Dass keine weiteren stationären Einrichtungen mehr gebaut werden sollten, hat die DGSP (2023) jüngst in einem »Appell zu sofortigem Baustopp geschlossener Maßregelvollzugseinrichtungen« gefordert.

Niemand kommt allein wegen einer psychischen Beeinträchtigung oder einer psychischen Krankheit in die Forensik. Eine Unterbringung erfolgt gegenwärtig aufgrund einer im Sinne des § 20 StGB kausal krankheitsbedingten, erheblichen rechtswidrigen Tat und wegen anhaltender Gefährlichkeit. Da Gefährlichkeit aber keine medizinisch-psychiatrische Diagnose, sondern ein rechtliches Konstrukt ist, kann unmittelbar aus ihr kein Behandlungsbedarf hergeleitet werden. Eindeutig formuliert hat dies bereits im Jahr 2011 das OLG Schleswig (R&P 2012, S. 43, S. 45, m. Anm. Kammeier, S. 48) in dem Sinne, dass der Maßregelvollzug keine »umfassende gesundheitsfürsorgerische Aufgabe und Befugnis« habe. Und umgekehrt bedarf es zur Realisierung eines umfassenden Angebots an Behandlung psychisch erkrankter Personen, ob mit oder ohne rechtswidriger Tat, keiner Maßregel nach § 63 StGB (siehe unten ▶ Kap. 5.4.5) und keiner eigenständigen Forensik herkömmlichen Typs. Behandelt werden kann überall!

Die Transformationsforderung der DGSP (2022) läuft damit auch auf eine Trennung von Schutz und Sicherung (durch den Staat) und Gesundheits- und sozialer Versorgung (durch die vorhandenen Institutionen und Dienste der Zivilgesellschaft und ihrer sozialen Systeme) hinaus. Das, was gegenwärtig mit Blick auf die verkehrliche Infrastruktur unter dem Stichwort »Trennung von Schiene und Bahn« diskutiert wird, könnte deshalb hier analog herangezogen werden: Der Schutz vor Rechtsverletzungen ist das eine, Behandlungsangebote vorhalten und Behandlung anbieten und ermöglichen das andere. Dabei kann als Alternative zu geschlossenen Freiheitsentzugseinrichtungen auf eine Vielzahl von zivilen Einrichtungen und Diensten, wie z. B. auf Ambulanzen, bis hin zur staatlichen Führungsaufsicht mit ihrem Auftrag zu Unterstützung und Kontrolle zurückgegriffen werden.

5.4.4 Rechtliche Alternativen

Ausgangspunkt und Kernargument für eine Transformation der psychiatrischen Maßregel nach § 63 StGB ist die hier fehlende zeitliche Begrenzung des mit ihr verbundenen strafrechtlichen Eingriffs in das Freiheitsgrundrecht. Diesem moralischen und rechtlichen Übel des gegenwärtigen Gefahrenabwehrrechts, das in der Gestalt des strafrechtlichen Sanktionskonstrukts heute und in dieser Form nicht mehr zeitgemäß und kaum noch legitimierbar erscheint, kann auf unterschiedliche Weise abgeholfen werden. Die überzeugendste Variante hierzu ist, wie von der DGSP (2022) gefordert, die *Streichung* dieser Maßregel aus dem strafrechtlichen Sanktionenkatalog.

Will der Bundesgesetzgeber jedoch an der Maßregel festhalten, ist unbedingt über deren *Befristung* zu diskutieren. Eine solche Frist könnte am »Strafmaß« des Unrechtsgehalts der Tat orientiert werden. Dazu kann der Gesetzgeber auf die im Jahr 2015 in *Italien* begonnene tiefgreifende Reform der forensischen Psychiatrie schauen, bei der aus Großkrankenhäusern kleine forensische Wohneinheiten (sog. REMS) mit Plätzen für 20 Personen hervorgingen, die gemeindeorientiert verankert und ausgerichtet sind (vgl. Bortolato 2021; Scarpa 2021; Castelletti und Scarpa 2022). In ihnen ist der Aufenthalt auf die Dauer der Höchststrafe für das der Einweisung zugrunde liegende Delikt begrenzt.

Auch die Notwendigkeit einer *Prüfung der Schuldfähigkeit* respektive der Verantwortlichkeit für eine Tat anhand der pseudo-medizinischen Kriterien des geltenden § 20 StGB gehört auf die verfassungsrechtliche und strafrechtsdogmatische Tagesordnung. Selbst wenn ein gänzlicher Verzicht auf die Schuldfeststellung aus rechtlichen, philosophischen, religiösen oder anderen Gründen gesellschaftlicher Akzeptanzverweigerung nicht gewollt ist oder nicht realisierbar erscheint, könnte der Gesetzgeber dennoch im Blick auf eine weiterhin für erforderlich gehaltene Möglichkeit der Maßregelanordnung wenigstens durch Benennung oder Enumeration sagen, »welche Delikte (oder Wertgruppen solcher Delikte) bedeutsam genug sind, daß sie den Einsatz so gravierender und außergewöhnlicher Vorkehrungen wie vorbeugender Maßnahmen rechtfertigen.« So hatte es Frisch bereits 1990 (S. 386 f.) formuliert und gefordert. Parallel könnte hierzu auch auf die in § 66 StGB genannten Voraussetzungen für die Anordnung der Sicherungsverwahrung geschaut werden.

Ein völlig anderer Weg zur Transformation der psychiatrischen Maßregel könnte damit beschritten werden, dass der Gesetzgeber – auch mit Blick auf eine angemessene und politisch vertretbare Ausstattung freiheitsentziehender Einrichtungen mit Fiskalmitteln, Personal und sonstigen erforderlichen Ressourcen – Quoten, Indices oder Prävalenzen für die *Höchstzahl geschlossener Unterbringungsplätze* festsetzt. Auch hierbei kann zum Vergleich auf die geplante Veränderung der Anzahl und der Versorgungsstrukturen somatischer Krankenhäuser verwiesen werden. Verbunden mit einer normativen Regelung der bisherigen notgedrungen »zähneknirschend« in Kauf genommenen sog. Organisationshaft könnte die Aufnahme in die gerichtlich angeordnete Unterbringungseinrichtung erst dann erfolgen, wenn darin ein Platz frei geworden ist. Wie z. B. in einem mehr oder weniger offenen gesellschaftlichen Aushandlungsprozess festgelegt wird, wie viele Rettungsschiffe in der Nordsee für einen Einsatz vorgehalten und bereitstehen sollen, um in Not geratene Menschen zu retten, – es werden kaum je alle der Hilfe Bedürftigen gerettet werden können – so könnten Politik und Gesellschaft auch die Zahl geschlossener Plätze für den *strafrechtbezogenen Freiheitsentzug* »aushandeln«.

5.4.5 Transformation der Gesundheitsversorgung

Nicht nur der gegenwärtige und erwartbar zunehmende Mangel an Fachkräften in den forensischen Einrichtungen, sondern auch die von vielen Seiten beklagte insuffiziente Gesundheitsversorgung psychisch und suchtkranker wie somatisch erkrankter Personen im Strafvollzug fordern zu einer Änderung dieses rechtlich und sozial unhaltbaren Zustands heraus. Seit dem Inkrafttreten der RVO am 19.07.1911 (RGBl., S. 509) ruht lt. § 216 der Anspruch auf Krankenhilfe für Personen, die eine Freiheitsstrafe verbüßen oder in einer Besserungsanstalt untergebracht sind. Trotz beabsichtigter Aufnahme von Gefangenen und untergebrachten Personen in die Sozialversicherungssysteme im Strafvollzugsgesetz des Jahres 1977 (BGBl. I [1976], S. 581) ist ihr Einbezug bisher nicht erfolgt.

Mit Blick auf Art. 3 Abs. 3 S. 2 GG ist hierin eine Benachteiligung Behinderter zu sehen. Dass auch psychisch kranke Personen unter diesen Begriff der Behinderung fallen, hat das BVerfG (NJW 2019, 1201 Rz 54, S. 109) mit Bezug auf Art. 1 S. 2 UN-BRK festgestellt. Dieser Begriff von Behinderung gelte auch für nach § 20 StGB untergebrachte Personen (a. a. O., Rz 134). Daraus folgernd sind Ungleichbehandlungen, die zu einem Nachteil für Behinderte führen, untersagt (a. a. O., Rz 110). Ergänzend ist festzuhalten, dass nach Art. 25 lit. e) UN-BRK die Vertragsstaaten die Diskriminierung von Menschen mit Behinderungen in der Krankenversicherung verbieten und das erreichbare Höchstmaß an Gesundheit ohne Diskriminierung anerkennen. So auch Art. 5 UN-BRK mit der Anerkennung der Gleichheit vor dem Gesetz und dem Verbot jeglicher Diskriminierung aufgrund von Behinderung.

Nicht nur das Gleichbehandlungsgebot des Art. 3 Abs. 1 GG, sondern auch die Forderung aus – hier nicht einschlägigem – Art. 72 Abs. 2 GG zur Herstellung gleichwertiger Lebensverhältnisse im Bundesgebiet sollten endlich gesetzgeberisch dazu genutzt werden, zwischen freien Bürgern und Gefangenen sowie untergebrachten Personen eine gesundheitliche und rentenrechtliche Gleichbehandlung durch Einbezug in diese Versicherungssysteme des SGB V und SGB VI herzustellen. Mit dem Freiheitsentzug ist genug gestraft! Mit einer solchen Systemänderung in der gesundheitlichen und rentenrechtlichen Versorgung unter weiterem Einbezug von Leistungen nach dem SGB IX wäre zudem ein wesentlicher Baustein im vom Bundesverfassungsgericht immer wieder betonten Resozialisierungsgebot (vgl. nur BVerfG NJW 2011, 1931 = BVerfGE 128, 326 Rz 108, unter Bezug auf BVerfGE S. 109, 133 [151]) gesetzt. – Einer unter dem Strich möglichen Belastung dieser Versicherungssysteme stünde eine fiskalische Entlastung der Justiz- wie Gesundheits- bzw. Sozialetats der Länder für den Straf- und Maßregelvollzug gegenüber.

Insbesondere der Einbezug von Personen eines *einheitlichen strafrechtsbezogenen Freiheitsentzugs* in die Gesetzliche Krankenversicherung würde deren Ansprüche und Wahlmöglichkeiten mit denen freier Bürger gleichsetzen. Da, wie oben (▶ Kap. 5.2.3: Verblasster Besserungszweck) bereits dargestellt, ohnehin ein umfassendes Selbstbestimmungsrecht und die Achtung von Wille und Präferenzen (Art. 12 Abs. 4 UN-BRK) in Behandlungsangelegenheiten auch in öffentlich-rechtlichen Unterbringungsverhältnissen gilt, ist kaum eine »überschießende« Inanspruchnahme von Behandlungsangeboten zu erwarten. In einem nach dieser Vorgabe transformierten Gesundheitssystem der freiheitsentziehenden Einrichtungen wären die am Ort bzw. in der Region der Einrichtung vorhandenen Gesundheits- und Sozialdienste und -institutionen für die Versorgung auch der unfreien Personen zuständig, vgl. hierzu die strukturellen Anregungen von Zinkler und von Peter (2019). Zugleich könnte eine solche strukturelle Änderung eine höhere Durchlässigkeit zwischen unterschiedlichen Stufen ambulanter, teilstationärer und stationärer Therapien und anderer Gesundheitsdienstleistungen ermöglichen (vgl. FES 2022, S. 4). Soweit außerdem bisherige hochgesicherte Einrichtungen des Maßregelvollzugs zu solchen des vorgeschlagenen *einheitlichen strafrechtsbezogenen Freiheitsentzugs* werden, könnten die Beschäftigten nach Interesse und Qualifikation in diesen Vollzug oder in die Gesundheits- und Sozialdienste am Ort wechseln (vgl. DGSP 2022, S. 77; FES 2022, S. 5). – Für manche sicher eine interessante Perspektive.

Danksagung

Ich danke Herrn Dr. rer. medic. Ulrich Lewe für wertvolle Hinweise.

Literatur

Beine KH (2019) Open doors, open mind. Nervenarzt 90(7): 675–679.
Blasius D (1986) Umgang mit Unheilbarem. Studien zur Sozialgeschichte der Psychiatrie. Bonn: Psychiatrie Verlag.
Bortolato M (2021) Die Sicherungsmaßnahmen nach dem Gesetz 81/14. In: Hechsel M, Kammeier H (Hrsg.) Offene Formen der Forensik. Ein deutsch-italienischer Erfahrungsaustausch. Lengerich: Pabst Sience Publishers. S. 38–58.
Burghardt A (1985) Der diagnostische Prozess im strafrechtlichen Unterbringungsverfahren. Berlin: Phil. Diss.
BMJV (2021) Evaluierung des Bundesministeriums der Justiz und für Verbraucherschutz zur Wirksamkeit des Gesetzes zur Novellierung des Rechts der Unter-

bringung in einem psychiatrischen Krankenhaus gemäß § 63 des Strafgesetzbuches und zur Änderung anderer Vorschriften vom 16. Juli 2016 (BGBl. I S. 1610), Zugriff am 12.10.2021.

Brückner B (2021) Historisch-politische Aspekte der aktuellen Debatte zur Vermeidung von Zwang in der Psychiatrie. R&P 39: 229–235.

Castelletti L, Scarpa F (2022) Die ersten fünf Jahre einer radikalen Reform der forensischen Psychiatrie in Italien. R&P 40: 4–10.

Ceus sonsulting/FOGS (2011) Datenerhebung im Auftrag von 14 Bundesländern: Kerndatensatz im Maßregelvollzug. Teil 2: Tabellenband 2006–2009. Version 21.02.2011. Tab. 12.1.1.2, Tab. 19

Ceus sonsulting/FOGS (2020) Datenerhebung im Auftrag von 14 Bundesländern: Kerndatensatz im Maßregelvollzug. Teil 2: Tabellenband 2018. Version: 15.04.2020/V1

Creutzburg D (2023) Wie teuer ist ein starker Staat? Der öffentliche Dienst soll immer mehr leisten, seine Kapazitäten bleiben zurück. Gewerkschafter fordern ein 50-Milliarden-Ausbauprogramm. FAZ vom 10.01.2023.

Dahle K-P, Schneider V, Ziethen F (2007) Standardisierte Instrumente zur Kriminalprognose. ForensPsychiatrPsycholKriminol 1(1): 15–26.

DGPPN, Müller J L et al. (2017) Standards für die Behandlung im Maßregelvollzug nach §§ 63 und 64 StGB. Interdisziplinäre Task-Force der DGPPN. Nervenarzt 88: 1–29. doi: 10.1007/s00115–017–0382-3

DGPPN (2023) Psychiater fordern bessere Versorgung psychisch erkrankter Straftäter. Pressemitteilung 25.11.2022 und Frankfurter Rundschau, ePaper 24.01.2023.

DGSP (2014) Forderungen an eine Reform von Recht und Durchführung der psychiatrischen Maßregel nach § 63 StGB unter Beachtung der Verhältnismäßigkeit von Dauer und Eingriffsintensität. (https://www.dgsp-ev.de/fileadmin/user_files/dgsp/pdfs/Stellungnahmen/Forderungen_an_eine_Reform_von_Recht_und_Durchfuehrung.pdf, Zugriff am: 15.02.2023).

DGSP, Feißt M, Lewe U, Kammeier H (2022) Plädoyer für eine Transformation der Maßregeln der §§ 63 und 64 StGB. Organisationale, empirische und rechtspolitische Argumente für eine Änderung des Sanktionenrechts. Ein Positionspapier im Auftrag der Deutschen Gesellschaft für Soziale Psychiatrie e.V. (https://www.dgsp-ev.de/fileadmin/user_files/dgsp/pdfs/Stellungnahmen/2022/Plaedoyer_fuer_eine_Transformation_der_Massregel.pdf, Zugriff am 01.03.2022).

DGSP (2023) Appell zu sofortigem Baustopp geschlossener Maßregelvollzugseinrichtungen. (https://www.dgsp-ev.de/fileadmin/user_files/dgsp/pdfs/Stellungnahmen/2023/23-01-16_DGSP_Forensik_Baustopp.pdf, Zugriff am 18.02.2023).

Dörner K (1975) Bürger und Irre. Zur Sozialgeschichte und Wissenschaftssoziologie der Psychiatrie. Frankfurt am Main: CEP Europäische Verlagsanstalt.

Fabricius D, Wulff E (1984) Der Fall Paul L. Stein. Psychiatrisches Lebenslänglich nach einem Pelzdiebstahl. R&P 2: 15–23.

Fehr M (2023a) Beispiellose Situation auf dem Stellenmarkt. Während viele Unternehmen mehr Mitarbeiter brauchen, als sie finden können, streichen andere Stellen. Eine Ökonomin schlägt daher eine Drehscheibe und Umqualifizierung vor. FAZ vom 27.01.2023.

Fehr M (2023b) Bewerber im Vorteil. Qualifizierte fordern Geld und Freizeit ein. FAZ vom 27.01.2023.

FES (2022) Arbeitsgruppe Sanktionenrecht der Friedrich-Ebert-Stiftung. § 64 StGB zu reformieren reicht nicht. Plädoyer für ein Gesamtkonzept Suchtbehandlung im Strafvollzug. FES impuls

Frei N (1989) Der Führerstaat. Nationalsozialistische Herrschaft 1933 bis 1945. 2. Aufl. München: C.H.Beck.

Frisch W (1990) Die Maßregeln der Besserung und Sicherung im strafrechtlichen Sanktionensystem. Straftheoretische Einordnung, inhaltliche Ausgestaltung und rechtsstaatliche Anforderungen. ZStW 102: 343–393.

Güse HG, Schmacke N (1976) Psychiatrie zwischen bürgerlicher Revolution und Faschismus. Kronberg: Athenäum.

Habermeyer E, Wolff R, Gillner M et al. (2010) Patienten mit schizophrenen Störungen im psychiatrischen Maßregelvollzug. Ergeben sich Konsequenzen für die Allgemeinpsychiatrie? Nervenarzt 81: 1117–1123.

Heinz W (2011) Wie weiland Phönix aus der Asche – die Renaissance der freiheitsentziehenden Maßregeln der Besserung und Sicherung in rechtstatsächlicher Betrachtung. R&P 29: 63–78.

Heinze M (2013) Forensische und allgemeine Psychiatrie auf getrennten Wegen. Ein Symptom für das Schwinden der Vollversorgungsverantwortung in der Psychiatrie. Kerbe 31(4): 8–12.

Henking T (2017) Das Konzept der offenen Türen – offen und doch geschlossen? R&P 35: 68–71.

Jaschke H, Jaschke P (2017) Analyse der Unterbringungsdauer im maßregelvollzug gemäß § 63 StGB im Zeitverlauf. Eine Auseinandersetzung mit der Methodik und den Ergebnissen von Traub und Schalast auf Basis des Kerndatensatzes Maßregelvollzug. R&P 35: 156–161.

Jürgens J (2023) Sie werden zu mehreren Jahren Haft verurteilt – und kommen gleich wieder frei. Ein Justizskandal? DIE ZEIT vom 16.02.2023.

Kaiser G (1990) Befinden sich die kriminalrechtlichen Maßregeln in der Krise? Heidelberg: C.F.Müller Juristischer Verlag.

Kammeier H (1990) Schöner Sichern = sicherer Bessern? Einige Anmerkungen zum Maßregelvollzug anläßlich der Neubauten in Düren, Berlin und Hamburg. R&P 8: 2–14.

Kammeier H (1996) Maßregelrecht. Kriminalpolitik, Normgenese und systematische Struktur einer schuldunabhängigen Gefahrenabwehr. Berlin: de Gruyter.

Kammeier H (2014) Reform der psychiatrischen Maßregel nach § 63 StGB. FPP 21: 8–49.

Kammeier H (2016) Nach 30 Eickelborner Fachtagungen: alte Fragen, neue Antworten?! In: Saimeh N (Hrsg.). Straftäter behandeln. Therapie, Intervention und Prognostik in der Forensischen Psychiatrie. Berlin: Medizinisch Wissenschaftliche Verlagsgesellschaft, S. 83–94.

Kammeier H (2020) Die psychiatrische Maßregel nach § 63 StGB im Spannungsfeld von Sicherungsauftrag und Freiheitsanspruch. ZStW 132: 133–194.

Kammeier/Pollähne-*Bearbeiter* (2018) Maßregelvollzugsrecht. Kommentar. 4. Aufl. Berlin/Boston: de Gruyter.

Kempkens S, Parnack C (2022) »Sie sind wie Plankton«. Schweben immer oben und müssen niemals angreifen: Wie ein neuer Typ Arbeitnehmer seinen Chefs die Regeln im Job diktiert. Die Zeit vom 08.12.2022

Konrad N (2017) »Die Standards für die Behandlung im Maßregelvollzug nach §§ 63 und 64 StGB« der DGPPN. R&P 35: 196.

Konrad N, Huchzermeier C, Rasch W (2019) Forensische Psychiatrie und Psychotherapie. Rechtsgrundlagen, Begutachtung und Praxis. 5. Aufl. Stuttgart: Kohlhammer.

Kruse G (2005) Forensik – die Psychiatrie der Zukunft. Sozialpsychiatrische Informationen 2005(2): 31–35.

Lindemann M (2002) Zur Vereinbarkeit gesonderter Longstay-Abteilungen im Maßregelvollzug mit den geltenden (verfassungs-) rechtlichen Vorgaben. R&P 20: 8–16.

LK-*Bearbeiter* (1992) StGB. Leipziger Kommentar. 11. Aufl. Berlin/New York: de Gruyter.

LK-*Bearbeiter* (2011) StGB. Leipziger Kommentar. 12. Aufl. Berlin/New York: de Gruyter.

Marschner R (1986) Folgerungen aus dem Beschluß des BVerfG zum Fall Paul L. Stein. R&P 4: 18–19.

MüKoStGB-*Bearbeiter* (2020) Münchener Kommentar. Strafgesetzbuch. §§ 38–79b. 4. Aufl. München: C.H.Beck.

Müller M (2023) Zeitenwende durch Fachkräftemangel: Die Ära gesicherten Wachstums ist vorbei. KfW Research Nr. 414. 23.01.2023.

Musil R (1970) Der Mann ohne Eigenschaften. Roman. Hamburg: Rowohlt.

Nagel M, Selle FC, Stumpf O (2023) Die tägliche 24-stündige 1:1-Betreuung als alternative Versorgungsform bei fehlenden Einrichtungen zur geschlossenen Langzeitunterbringung. BtPrax 32: 15–18.

Nyhuis PW, Zinkler M (2019) Offene Psychiatrie und gemeindepsychiatrische Arbeit. Nervenarzt 90: 695–699.

ÖGPP (2022) Österreichische Gesellschaft für Psychiatrie, Psychotherapie und Psychosomatik. Stellungnahme der Österreichischen Gesellschaft für Psychiatrie, Psychotherapie und Psychosomatik (ÖGPP) zur Regierungsvorlage des Maßnahmenvollzugsanpassungsgesetzes 2022. R&P 41: 128–129.

Spindler P (2023) Ringen um Öffnung der Allgemeinpsychiatrie für vorläufige strafrechtliche Unterbringungen – auch in Österreich. R&P 41: 129–132.

Querengässer J, Schiffer B (2021) Alternativansätze zur Senkung überlanger Verweildauern im Maßregelvollzug gemäß § 63 StGB. Ein Überblick aus Sicht der Versorgungsepidemiologie und Behandlungspraxis. KriPoZ 2021(1): 16–24.

Saimeh N (2012) Zwangsbehandlung in der forensischen Psychiatrie. Anforderungen der Praxis. Soziale Psychiatrie 3: 13–17.

Saimeh N (2013) Schizophrene Menschen in der forensischen Psychiatrie. Ein verhängnisvoller Trend der psychiatrischen Versorgung. Kerbe 31(4): 19–21.

Scarpa F (2021) Die Behandlung psychisch kranker Straftäter. In: Hechsel M, Kammeier H (Hrsg.) Offene Formen der Forensik. Ein deutsch-italienischer Erfahrungsaustausch. Lengerich: Pabst Sience Publishers. S. 61–79.

Schiemann A (2012) Unbestimmte Schuldfähigkeitsfeststellungen. Verstoß der §§ 20, 21 StGB gegen den Bestimmtheitsgrundsatz nach Art. 103 II GG. Münster: LIT Verlag.

Schiemann A (2013) Die Variablen der Schuldfähigkeitsfeststellung – Verstoß gegen den Bestimmtheitsgrundsatz des Art. 103 Abs. 2 GG. R&P 31: 80–88.

Schott M (2001) Integrieren oder ausstoßen? Wie wirklich Sicherheit entsteht. Ein an Therapie und Vernunft orientiertes Sicherheitskonzept im Maßregelvollzug. (Hektographiertes Manuskript [später veröffentlicht als Beiheftung in R&P 2002, Heft 4]).

Schott M (2007) Recht und schlecht – Über die Organisation von Menschen im Maßregelvollzug. Sechs bedenkliche Diskurse. In: Rode IA, Kammeier H, Leipert M (Hrsg) Einsperren statt behandeln? Neue Wege im Straf- und Maßregelvollzug. Berlin: LIT Verlag. S. 99–113.

Schwarz T, Radom A (2022) Zur Rechtswidrigkeit des Vollzugs von Unterbringungsbefehlen gemäß § 126a StPO in Untersuchungshaftanstalten. NStZ: 270–275.

Spindler, P (2023) Ringen um Öffnung der Allgemeinpsychiatrie für vorläufig strafrechtliche Unterbringungen – auch in Österreich. R&P 41: 129–132.

Statistisches Bundesamt (2018) Fachserie 10 – Rechtspflege. Reihe 3

Steinert T, Schreiber L, Metzger F et al. (2019) Offene Türen in psychiatrischen Kliniken. Eine Übersicht über empirische Befunde. Nervenarzt 90: 680–689.

Stooß C (1905) Strafe und sichernde Maßnahme. ZStrR 18: 1–12.

Strate G (2014) Der Fall Mollath. Vom Versagen der Justiz und der Psychiatrie. Zürich: Orell Füssli Verlag.

Streng F (2014) Problembereiche und Reformperspektiven der Unterbringung in einem psychiatrischen Krankenhaus gem. § 63 StGB. ZG 29(1): 24–42.

Traub HJ, Weithmann G (2011) Regionale Einflüsse auf den Maßregelvollzug. R&P 29: 79–87.

Traub HJ, Schalast N (2017) Ansteigende Verweildauer im Maßregelvollzug. R&P 35: 147–155.

Vogd W, Feißt M (2022) Therapeutische Arrangements im Maßregelvollzug. Studien zur Leerstellengrammatik und den Bezugsproblemen in der forensischen Psychiatrie. Wiesbaden: Springer VS.

Volckart B (1992) Anmerkung zu KG, Beschl. v. 09.01.1991–5 Ws 413/90. R&P: 32–34.
von Liszt F (1883) Der Zweckgedanke im Strafrecht. ZStW 3: 1–47.
Zinkler M, von Peter S (2019) Ohne Zwang – ein Konzept für eine ausschließlich unterstützende Psychiatrie. R&P 37: 203–209.

6 Alles gut genug? Zur Legitimationskrise des psychiatrischen Maßregelvollzugs

Jürgen L. Müller

6.1 Status Quo – nach einer Novellierung

6.1.1 Einleitung

Im psychiatrischen Maßregelvollzug werden Menschen mit schweren psychischen Störungen, die deshalb gefährlich sind, behandelt. Zu ihrer »Besserung« und zum Schutz der Gesellschaft. Die Herausforderungen für den psychiatrischen Maßregelvollzug haben in den letzten Jahren stark zugenommen: Überbelegung, Personalknappheit, Jurifikation der Abläufe führen zunehmend zu JVA-ähnlichen, der Behandlung abträglichen Bedingungen. Darüber hinaus betont der gesellschaftliche Wandel die Rechte des betroffenen Individuums, stärkt die Autonomie der Patienten und kodifiziert ein Recht auf Krankheit. Dabei werden besondere Schutzansprüche und Fürsorgebedarfe, die sich aus den störungsbedingten Beeinträchtigungen ergeben, in Frage gestellt. Sogar die grundsätzliche Möglichkeit einer krankheitsbedingt veränderten Willensbildung wird zum Teil zurückgewiesen. Die grundsätzlich zu begrüßende Stärkung der Autonomie und Partizipation geht einher mit einer ebenso eindeutigen Nicht-Duldung von sexuellen und gewalttätigen Übergriffen und Straftaten, insbesondere im Rückfall. Menschen, die infolge einer schweren psychischen Störung eine solche Straftat begangen haben und deshalb im Maßregelvollzug untergebracht worden sind, bleiben dort lange, potenziell unbefristet, wenn von ihnen weitere Straftaten zu erwarten sind. Dieses Spannungsfeld wirft Fragen auf, die an der Legitimität der Maßregel rühren, die die gesellschaftliche Sicherheit betreffen, die den Schutzanspruch und den Fürsorgebedarf in Frage stellen und die an der beruflichen und therapeutischen Identität der Mitarbeitenden rütteln. Im Folgenden werden einige dieser Entwicklungen umrissen und Lösungsvorschläge zur Diskussion gestellt.

6.1.2 Aktuelle Situation

Die Zustände im psychiatrischen Maßregelvollzug sind zum Teil prekär; diesen Eindruck untermauert eine Studie der DGPPN aus dem Jahr 2022 (Zeidler et al. 2023): Zu wenig Personal, zu viele Patienten, Überbelegung und Overcrowding prägen vielerorts die aktuelle Situation der Behandlung. In der Öffentlichkeit sorgt das Bild des »Psychoknasts« bewährt für eine doppelte Stigmatisierung: Eine psychiatrische Krankenhauseinrichtung wird als Vollzugsanstalt verkannt, die Vokabel »Psycho« lässt eher an Horrorfilme denken denn an Menschen mit psychischen Störungen. Aus den forensisch-psychiatrischen Kliniken wurden in den letzten Jahren zunehmend Gefängnis-ähnliche Institutionen, deren Sicherheitsanlagen den Vergleich mit Vollzugsanstalten nicht zu scheuen brauchen. Die angebotenen Therapien und die Zahl der Therapeuten sind oftmals stark ausgedünnt. Bundesweit wird nach Fachkräften gesucht, die in dem multiprofessionellen Arbeitsbereich der Maßregelvollzugseinrichtung eingesetzt werden wollen. Oftmals vergeblich. Viele Stellen bleiben unbesetzt. Dies liegt auch an der Bürde, die mit dem Doppelmandat der Besserung und Sicherung verbunden ist und die den Beschäftigten einen Spagat zwischen freiheitsfördernder Behandlung und freiheitsentziehender Reglementierung abverlangt. Diese doppelte Herausforderung arrodiert die Legitimation dieser Maßregel, die in wenigen Jahren ihr 100-jähriges Jubiläum feiert.

Im Reichsgesetzblatt Teil 1 vom 27.11.1933 wurde das Gesetz gegen gefährliche Gewohnheitsverbrecher und über Maßregeln der Besserung und Sicherung vom 24.11.1933 veröffentlicht. Maßregeln sind Ausdruck eines zweispurigen Strafrechts. Statt oder auch zusätzlich zur Strafe wegen der Schuld des Täters kann schuldunabhängig eine Maßregel der Besserung und Sicherung zum Schutz der Gesellschaft vor gefährlichen Straftätern oder/und zu deren Besserung angeordnet werden. Damit wird den Betroffenen unabhängig von ihrer persönlichen Schuld ein Sonderopfer abverlangt, das sie mit dem Entzug ihrer Freiheit oft jahrelang für die Sicherheit der Gesellschaft (zu) erbringen (haben). Schon die beiden Zielsetzungen der Besserung und Sicherung psychisch kranker Rechtsbrecher in einem psychiatrischen Krankenhaus sind zumindest zum Teil einander widersprechend. Behandlung setzt Entwicklung neuer persönlicher Strategien im Umgang mit Belastungen und deren Erprobung voraus, Sicherung bedeutet dagegen gerade eine Beschränkung von Kontaktmöglichkeiten. Dieser Zielkonflikt wird aktualisiert und verschärft durch die gesellschaftliche und rechtliche Entwicklung, die der Psychiatrie weiterhin eine ordnungspolitische Aufgabe zuschreibt, gleichzeitig aber – und durchaus zurecht – die Rechte der Patienten stärkt, indem sie die Behandlung strikt an die Zustimmung des Betroffenen bindet. Für die forensische Psychiatrie bedeutet dies, dass im Interesse der öffentlichen Sicherheit ein straffällig gewordener und weiterhin gefährlicher Mensch mit einer psychischen Störung in einer Maßregel der Besserung und Sicherung untergebracht werden kann, dass allerdings eine Behandlung allenfalls in sehr begrenztem Rahmen durchgeführt werden darf, wenn der Betroffene dieses nicht wünscht (BVerfG, Beschluss vom 23. März 2011–2 BvR 882/09; BVerfG, Beschluss vom 08. Juni 2021–2 BvR 1866/17, 2 BvR 1314/18). Damit droht langfristig eine reine Verwahrung der betroffenen Patienten in einem psychiatrischen Krankenhaus zum Schaden des Betroffenen ebenso wie der gesamten Einrichtung und damit auch der Behandlung der Mitpatienten.

6.1.3 Maßregeln

Die Zielsetzung der Maßregeln ist so einfach wie vernünftig: Wenn jemand krankheitsbedingt gefährlich ist, so bedarf er der Behandlung, damit die Krankheit abklingt und die Gefährlichkeit verschwindet. Dies nützt dem genesenden Betroffenen ebenso wie der geschützten Gesellschaft. Dementsprechend schützt das deutsche Maßregelrecht die Öffentlichkeit und bietet Betroffenen Hilfe. Tatsächlich gibt es Menschen, die überdauernd gefährlich sind. Die Gesellschaft hat einen Anspruch darauf, vor diesen Menschen geschützt zu werden. Im deutschen Maßregelrecht wird diese eine Maßregel begründen könnende Gefährlichkeit an ein weiteres, ein

»psychisches« Merkmal gebunden. Dieses lautet bei der Unterbringung in einer Entziehungsanstalt nach § 64 StGB »Hang, alkoholische Getränke oder andere berauschende Mittel im Übermaß zu sich zu nehmen«. Bei der Unterbringung in der Sicherungsverwahrung gemäß § 66 StGB muss der Betroffene infolge »eines Hanges zu erheblichen Straftaten, namentlich zu solchen, durch welche die Opfer seelisch oder körperlich schwer geschädigt werden, zum Zeitpunkt der Verurteilung für die Allgemeinheit gefährlich« sein. Bei der Unterbringung in einem psychiatrischen Krankenhaus nach § 63 StGB gelten die Eingangskriterien nach § 20 StGB, nämlich eine krankhafte seelische Störung, eine tiefgreifende Bewusstseinsstörung (diese führt nie zu einer Unterbringung in einer psychiatrischen Klinik), eine Intelligenzminderung (diese führt häufig zu einer Unterbringung, sie ist allerdings nicht heilbar, sondern in der Regel durch ein geeignetes Umfeld kompensierbar) sowie eine schwere andere seelische Störung. Diese rechtlichen Eingangsmerkmale werden von dem sachverständig beratenen Gericht festgestellt, und es wird geprüft, ob die störungsbedingte Gefährlichkeit die Anordnung einer Maßregel erfordert. So sehr es nachvollziehbar ist, dass die Gesellschaft vor überdauernd gefährlichen Menschen geschützt werden soll, so sehr werfen die weiteren Kriterien Fragen auf: Die Anordnung einer Maßregel nach § 63 StGB wird an die Schuldfähigkeit zum Tatzeitpunkt gebunden. Nur dann, wenn die Schuldfähigkeit infolge einer schwer ausgeprägten psychischen Störung bei Begehung der Tat aufgehoben oder zumindest erheblich vermindert gewesen ist und wenn diese Störung zusätzlich überdauernd ist und deshalb überdauernd erhebliche rechtswidrige Taten drohen, wird diese Maßregel angeordnet. Es kann also nur die zum Tatzeitpunkt zumindest erheblich beeinträchtigte Schuldfähigkeit die Maßregel rechtfertigen, dagegen erfolgt eine Entlassung aber nicht etwa schon dann, wenn die zum Tatzeitpunkt erheblich beeinträchtigte freie Willensbestimmung wiederhergestellt ist, sondern erst nach Wegfall der Gefährlichkeit. Diese muss zwar noch auf dem »Defektzustand« beruhen, dieser muss aber nicht mehr so ausgeprägt sein, dass er Einsichts- oder Steuerungsfähigkeit beeinträchtigt. Ein sogenannter »Defektzustand« bezeichnet rechtlich eine psychische Störung nach Abklingen der akuten Symptomatik, also eine Disposition, die die Grundlage weiterer möglicher Exazerbationen mit Beeinträchtigung der Schuldfähigkeit sein kann. Damit wird bei phasenhaft verlaufenden Störungen auch der Zustand der Remission umfasst, in dem der Betroffene symptomfrei und arbeitsfähig sein kann. Nachdem die psychische Störung aber grundsätzlich wieder exazerbieren kann, hängt die weitere Unterbringung wesentlich an der Gefährlichkeitsprognose, nicht mehr an der durch eine psychische Störung bedingten Einbuße an Fähigkeiten. Oftmals ist bei der Hauptverhandlung, in der Monate nach der Tat die Maßregel angeordnet wird, die Schuldfähigkeit gar nicht mehr erheblich beeinträchtigt und der Betroffene ist bei der Verhandlung nicht selten in der Lage, in eine Behandlung einzuwilligen oder diese auch zurückzuweisen. Dies eröffnet dann die Möglichkeit einer Aussetzung der indizierten Maßregel zur Bewährung, wenn bereits ein Behandlungserfolg erzielt worden ist. Ausschlaggebend für die Anordnung der Unterbringung aber sind die beeinträchtigte oder aufgehobene Schuldfähigkeit bei Begehung der Tat und die störungsbedingte Gefährlichkeit. Behandelbarkeit, Behandlungsmotivation und Krankheitseinsicht sind dagegen bei der Anordnung der Maßregel nach deutschem Strafrecht nicht relevant. Dagegen werden beispielsweise in der Schweiz Schuldfähigkeit und die Voraussetzungen einer Maßnahme getrennt beurteilt, wobei auch die Therapieaussichten berücksichtigt werden[3].

Der bei der Anordnung der Unterbringung geforderte enge kausale Zusammenhang zwischen erheblicher, schuldfähigkeitsrelevanter Störung und dadurch bedingter Gefährlichkeit ist während des Vollzugs der Maßregel deutlich aufgeweicht, sodass das Gericht die weitere Vollstreckung der Unterbringung zur Bewährung dann aussetzt, wenn zu erwarten ist, dass der Untergebrachte außerhalb des Maßregelvollzugs keine erheblichen rechtswidrigen Taten mehr begehen wird (§ 67d (2) StGB). Bis dahin wird der Betroffene behandelt oder, wenn er keine Behandlung wünscht

---

3 Eine Maßnahme nach Art. 59 Schweizerisches Strafgesetzbuch ist nach Art 56 Schweizerisches Strafgesetzbuch anzuordnen, wenn a. eine Strafe allein nicht geeignet ist, der Gefahr weiterer Straftaten des Täters zu begegnen; b. ein Behandlungsbedürfnis des Täters besteht oder die öffentliche Sicherheit dies erfordert; ... Das Gericht stützt sich beim Entscheid über die Anordnung einer Maßnahme ... auf eine sachverständige Begutachtung. Diese äußert sich über die Notwendigkeit und die Erfolgsaussichten einer Behandlung des Täters, die Art und die Wahrscheinlichkeit weiterer möglicher Straftaten, die Möglichkeiten des Vollzugs der Maßnahme (Art 56 Schweizerisches Strafgesetzbuch).

oder er durch die Behandlung nicht erreichbar ist, in der psychiatrischen Klinik gesichert. So kulminieren die Aufenthaltsdauern im Maßregelvollzug auf viele Jahre. Die Unterbringungsdauer der Patienten betrug 2021 am Tag der Beendigung der Maßregel bundesweit 3.009 Tage, also 8,25 Jahre – bei großen Schwankungen zwischen den Bundesländern (1813 Tage – 4557 Tage; d. h. 4,97 Jahre – 8,25 Jahre – 12,48 Jahre; CEUS; 15.12.2022 ceus consulting GmbH, S. 9).

Hinter diesen Zahlen verbirgt sich aber auch, dass 2018 28% der nicht entlassenen Untergebrachten länger als 10 Jahre in der Unterbringung waren. Dies wird nach der 2021 veröffentlichten Evaluierung des BMJ (BMJ 2021) bereits als ein Erfolg der 2018 in Kraft getretenen Novellierung betrachtet, denn 2016 waren es noch 31,3%, also beinahe jeder Dritte (hierzu Müller 2022).

6.1.4 Gefahrenabwehr mit Hilfe der Psychiatrie

In den vergangenen 100 Jahren hat sich die Psychiatrie ebenso stark verändert wie der Umgang der Gesellschaft mit psychischen Störungen. Insbesondere wurde das Selbstbestimmungsrecht des Menschen mit einer psychischen Störung gestärkt. Ein Freiheitsentzug in einer psychiatrischen Klinik zur Abwehr einer Gefahr für den Betroffenen selbst oder für andere wurde von der Pflicht zur Duldung einer ärztlich indizierten Behandlung getrennt. Dieser Behandlung muss der betroffene Patient informiert zustimmen.

1992 wurden Vormundschaft und Pflegschaft durch das Institut der Betreuung ersetzt; diese darf ausschließlich im Interesse des Patienten erfolgen und hat sich an dessen Wünschen und Präferenzen zu orientieren. Behandlungsvollmachten, Fürsorgevollmachten, Behandlungsvereinbarungen haben Einzug gehalten in die Behandlung eines einwilligungsfähigen, autonom entscheidenden Patienten einer psychiatrischen Klinik. Behandlungen gegen den Willen des Betroffenen sind nach der Entscheidung des Bundesverfassungsgerichts nur unter der Achtung hoher rechtlicher Anforderungen möglich, und dies insbesondere zur Wiederherstellung der Einwilligungsfähigkeit (BVerfG, Beschluss vom 23. März 2011 - 2 BvR 882/09). Ob nach diesem Bundesverfassungsgerichtsentscheid auch die Ziele der Förderung der Entlassfähigkeit bzw. des Erreichens des Vollzugsziels zulässig sind, wird länderrechtlich unterschiedlich interpretiert. Eine Behandlung gegen den frei erklärten Willen des Betroffenen ist jedenfalls nicht zulässig.

Die betreuungsrechtliche Unterbringung ist ausschließlich bei einer Eigengefährdung des Patienten statthaft und meist auch nur, wenn eine Behandlung des Betroffenen erfolgversprechend möglich ist. Die Unterbringung eines Patienten nach den PsychKHGs (Psychiatrischen Krankenhausgesetze) der Länder ermöglicht auch eine Unterbringung zur Abwehr einer Fremdgefährdung, allerdings ist sie nur bei einer akuten Gefährdung zulässig und muss beendet werden, wenn eine solche akute psychische Störung nicht mehr besteht. Nach den PsychKHGs muss der Betroffene entlassen werden, wenn die Störung so weit abgeklungen ist, dass der Betroffene autonom entscheiden kann, selbst wenn die Gefährlichkeit fortbesteht. Beides gilt nicht für die strafrechtlich verankerte Unterbringung im psychiatrischen Maßregelvollzug. Die Fortdauer dieser Unterbringung ist nicht mehr an eine akute psychische Störung, nicht mehr an eine Beeinträchtigung der Schuldfähigkeit und auch nicht mehr an eine konkrete und akute Gefährlichkeit gebunden.

6.1.5 Behandlung zur Gefahrenabwehr – eine legitime Aufgabe der Psychiatrie?

Während traditionell der Schutz von Patienten und Gesellschaft vor mit psychischen Störungen assoziierter Eigen- und Fremdgefährlichkeit der Psychiatrie übertragen wurde, spaltet die Haltung hierzu mittlerweile Wissenschaft und Fachvertreter national wie international. 2006 ist die UN-Behindertenrechtskonvention (UN-BRK) von der UN-Generalversammlung verabschiedet worden. Die UN-BRK stellte erstmals umfassend und detailliert klar, dass Menschen mit Behinderungen (und damit auch Menschen mit einer psychischen Erkrankung) in jeder Hinsicht die gleichen Rechte haben wie Menschen ohne Behinderungen und dass die Gesellschaft alle zumutbaren Anstrengungen unternehmen muss, um den Betroffenen die Wahrnehmung ihrer Rechte durch den Abbau von Barrieren zu ermöglichen (Übereinkommen der Vereinten Nationen über die

Rechte von Menschen mit Behinderungen (UN Behindertenrechtskonvention; UN-BRK)). UN-BRK und die Weltgesundheitsorganisation (WHO) weisen eine Sonderstellung von Menschen mit psychischen Störungen entschieden zurück. Die mit der UN-BRK verbundenen Impulse werden von allen Beteiligten überwiegend sehr begrüßt, denn sie betonen, dass gesellschaftliche Anstrengungen unternommen werden müssen, um die Gleichbehandlung zu ermöglichen. Allerdings stößt auf Kritik, dass der »General comment« zu Art. 12 UN-BRK das Recht von Menschen mit Behinderungen, überall als Rechtssubjekt anerkannt zu werden und in allen Lebensbereichen ihre Rechts- und Handlungsfähigkeit gleichberechtigt mit anderen zu genießen, umfassend festschreibt. Damit wird bestritten, dass es psychische Zustände geben kann, die Empfinden, Kognitionen und Verhaltenssteuerung tiefgreifend beeinträchtigen können. Das Committee on the Rights of Persons with Disabilities der WHO interpretierte 2014 Art. 12 nämlich dahingehend, dass es keinerlei Situationen gibt bzw. geben darf, in denen die Selbstbestimmungsfähigkeit eingeschränkt oder aufgehoben sein kann, da jeder Mensch zu jeder Zeit selbst entscheiden könne. Auf der Grundlage dieser Annahme wäre die Durchführung von Behandlungen oder von Schutzmaßnahmen ohne explizite Zustimmung des Betroffenen oder gegen seinen natürlichen Willen unter keinen Umständen möglich (Pollmächer und Meyer-Lindenberg 2022). Dies steht den inzwischen etablierten und als Fortschritt empfundenen Konzepten der unterstützenden und ggf. ersetzenden Entscheidungsassistenz entgegen. Bei vielen somatischen Störungen, die zu neurologischen und psychiatrischen Symptomen führen, können Betroffene selbst bei intensiver Unterstützung (Entscheidungsassistenz) (vorübergehend) nicht (mehr) selbstbestimmt über eine Behandlung oder Schutzmaßnahmen entscheiden: sei es infolge einer Bewusstlosigkeit, sei es infolge eines Schlaganfalls, sei es infolge einer fortgeschrittenen Demenz. In solchen Situationen muss der vorausverfügte oder, wenn keine Vorausverfügungen existiert, der mutmaßliche Wille des Betroffenen umgesetzt werden. Falls es auch keine konkreten Hinweise auf einen mutmaßlichen Willen des Betroffenen gibt, muss eine Entscheidung in seinem besten Interesse getroffen werden (ersetzende Entscheidungen), ggf. auch gegen seinen natürlichen Willen. Ärztliche Zwangsmaßnahmen (Zwangsbehandlungen) gegen den natürlichen Willen der selbstbestimmungsunfähigen Person kommen nur als Ultima Ratio in Betracht. Ohne die Möglichkeit solcher ersetzenden Entscheidungen wäre es in bestimmten Situationen nicht möglich, den Willen und die Präferenzen einer Person und damit auch ihr Recht auf Behandlung umzusetzen. Dies betrifft eine Behandlung in einer Akutklinik ebenso wie die in einer Pflegeeinrichtung oder eine Behandlung in einer Maßregelvollzugseinrichtung. Wenn man, wie der General Comment, die Möglichkeit einer Beeinträchtigung entscheidungs- und verhaltensrelevanter Fähigkeiten und Potenziale ausschließt, sind nicht einvernehmlich konsentierte Behandlungen unmöglich, mit all den Konsequenzen für den Betroffenen selbst, dessen Angehörige und die Gesellschaft. Wenn man es aber bejaht, dass es Zustände gestörter Geistestätigkeit und beeinträchtigter Willensbestimmung gibt, so ergibt sich hieraus auch ein Schutz- und Fürsorgebedarf. Der damit verbundene Anspruch und der sich daraus ergebende Auftrag sind rechtsstaatlich zu regeln und zu begrenzen. Die grundsätzliche Sinnhaftigkeit und Notwendigkeit einer solchen schützenden und fürsorgerischen Sonderbehandlung von Menschen, die ihren Willen störungsbedingt nicht frei bilden können, wird durch die UN-BRK indes zurückgewiesen. Dies hat weitreichende Implikationen und wird von den Protagonisten mit deutlichen Worten vertreten. So hat Juan Mendez, der UN-Sonderberichterstatter über Folter und andere grausame, unmenschliche oder erniedrigende Behandlung oder Strafe, Zwangsmaßnahmen zum Nachteil psychisch Kranker kritisiert (Mendes 2013). Diese würden fälschlicherweise mit der Doktrin von Einwilligungsunfähigkeit und therapeutischer Notwendigkeit gerechtfertigt, seien aber aufgrund ihres diskriminierenden Charakters trotz guter Absichten der Behandler Folter. Zwangsbehandlungen, Isolation und längere Fixierung von Personen mit Behinderungen sollten ihm zufolge ebenso absolut verboten sein wie eine Unterbringung aufgrund psychischer Krankheit oder Behinderung.

2019 kritisierte die Weltgesundheitsorganisation (WHO Guideline 2019) erneut, dass einige Gesetze es erlauben, Menschen auf der Grundlage der Diagnose oder des Eindrucks, dass diese in einem bestimmten Zustand seien oder eine Behinderung haben, zu inhaftieren oder zu behandeln: Diese Gesetze diskriminierten Menschen mit psychosozialen, geistigen und kognitiven Behinderungen, da sie die Inhaftierung dieser Personen in Situationen zuließen, in denen andere Personen nicht inhaftiert werden würden. Menschen mit psychosozialen, intellektuellen oder kognitiven Behinderungen dürften niemals in psychosozialen Diensten oder Einrichtungen inhaftiert werden, weil sie eine (diagnostizierte oder wahrgenommene) Behinderung haben, selbst wenn andere zusätzliche Kriterien vorlägen (z.B. Gefahr für sich selbst oder andere, Notwendigkeit einer medizinischen Behandlung usw.). Eine Idee, wie eine Psychiatrie gemäß dieser Auslegung der UN-BRK gestaltet werden kann, liefern Zinkler und von Peter (2019) und führen an, dass die Polizei beispielweise einen auffälligen Straftäter befragen soll, ob er eine Behandlung in einer Psychiatrie wünscht. Wenn nicht, dann erfolgt eine Inhaftierung, diese dürfe aber nicht länger dauern als eine freiheitsentziehende Maßnahme bei Betroffenen, bei denen keine psychische Störung vorliegt.

6.1.6 Die Abschaffung des fähigkeitsbasierten Krankheitskonzeptes löst keine Probleme, im Gegenteil!

Die Deutsche Gesellschaft für Soziale Psychiatrie (DGSP)[4] formuliert die Position der UN-BRK für Deutschland aus und fordert konsequenterweise die Abschaffung der Schuldfähigkeitsbeurteilung sowie die Abschaffung der forensisch-psychiatrischen Krankenhäuser gemäß § 63 StGB (DGSP: Feißt et al. 2022). Ohne diese rechtliche Sonderstellung würden alle Straftäter gleichgestellt. Eine Schlechterstellung der Menschen mit psychischen Störungen wegen überdauernder störungsbedingter Gefährlichkeit gäbe es dann nicht mehr; Privilegien wegen schwerwiegender psychischer Beeinträchtigungen allerdings auch nicht mehr. Nach Ablauf der befristeten Freiheitsstrafe würden dem Konzept der DGSP zufolge alle Straftäter aus dem Strafvollzug entlassen werden. Behandlungen und Gesundheitsversorgung auch der Menschen mit psychischen Störungen erfolgten dann vor Ort in den Einrichtungen des Strafvollzugs (hierzu Konrad 2024). Bei überdauernder Gefährlichkeit bliebe – ebenfalls für alle – die Möglichkeit der Sicherungsverwahrung.

---

4 Eine differenzierte Auseinandersetzung der DGSP-Position leisten Kröber (2024) und Konrad (2024).

6.1.7 Und wenn es diese Zustände gestörter Geistestätigkeit doch gibt? Eine kritische Würdigung!

Die Forderung der UN-BRK, Menschen mit psychischen Störungen anderen, nicht unter solchen Störungen Leidenden gleichzustellen, gibt eine fundamentale Errungenschaft der Neuzeit auf. Wenn man akzeptiert, dass es psychische Zustände gibt, in denen die Willensbestimmung und Verhaltenssteuerung erheblich beeinträchtigt oder aufgehoben sein können, so ergibt sich ein Fürsorge- und Schutzauftrag. Ohne diese Fürsorge würde der Betroffene Gefahr laufen, von Wahrnehmungen, Eindrücken und Entscheidungen überfordert zu sein und den Konsequenzen von auf diesem Boden getroffener Entscheidungen ausgeliefert zu sein. Es ist ja nicht die Zuschreibung einer Diagnose durch den Arzt, z.B. einer psychischen Störung, die die Notwendigkeit einer Sonderstellung begründet, sondern die tatsächliche Beeinträchtigung der psychischen Funktionen und Fähigkeiten des Betroffenen. Nach UN-BRK können solche Beeinträchtigungen eine kritische Grenze, die eine Sonderstellung, Fürsorge oder Privilegierung erfordert, nicht erreichen, mit allen finanziellen, straf- und zivilrechtlichen und auch ethisch-moralischen Konsequenzen für den Betroffenen und den involvierten Dritten. Dieser Ansatz widerspricht gegenwärtig gültigen medizinethischen Standards und ist auch mit dem geltenden deutschen Recht nicht vereinbar. International wird die Rigorosität dieses Standpunkts kritisiert, selbst wenn durchaus gewürdigt wird, dass diese von der WHO zur Verfügung gestellten Ansätze und Materialien exzellente Strategien bereitstellen, Zwang zu reduzieren. Dennoch wird festgehalten, dass insgesamt die Nachteile für die Menschen mit schweren psychischen Störungen überwiegen. Die mit der UN-BRK gesetzten Impulse seien schädlich, da sie ein negatives Bild der Psychiatrie erzeugen und offenkundig eine Kriminalisierung von Menschen mit Behinderungen akzeptieren (Hoare und Duffy 2021). Zudem unterhöhle die durch die UN-BRK und die WHO in der »QualityRights-Initiative« weltweit geführte Diskussion den Common Ground im Verständnis von psychischen Erkrankungen mit teilweise tiefgreifenden Folgen für die betroffenen Menschen und ihr Umfeld, insbesondere auch im Umgang mit psychisch kranken Straftätern, und erschüttere damit Auftrag und Selbstverständnis der im Maßregelvollzug tätigen Ärzte (Pollmächer und Meyer-Lindenberg 2022).

Die Kritik an UN-BRK und WHO-Initiative ist breitgefächert: Die World Medical Association hält es für gefährlich, freiheitsbeschränkende Maßnahmen bei Menschen mit sozialen Behinderungen grundsätzlich zu verbieten. Eine entsprechende Forderung zeige die fehlende Kenntnis des schweren Krankheitszustandes mancher Patienten und vernachlässige alarmierend das Selbst- und Fremdgefährdungsrisiko. Die Zentrale Ethikkommission bei der Bundesärztekammer bejahte die grundsätzliche Möglichkeit medizinischer Zwangsbehandlungen, sofern medizinische und ethische Standards eingehalten werden (ZEKO 2013).

Das Bundesverfassungsgericht (BVerfG) hat die Relevanz der UN-BRK eingeschränkt und festgestellt, dass diese den Rang eines Bundesgesetzes innehabe. Damit obliege die Interpretation der UN-BRK für Deutschland dem Bundesverfassungsgericht. Der Staat habe nämlich nicht nur die Freiheitsrechte der Person zu achten, sondern in bestimmten Situationen auch einer Schutzpflicht nachzukommen. Diese Schutzpflicht erfordere in bestimmten Situationen die Durchführung einer Behandlungsmaßnahme gegen den natürlichen Willen einer Person, insbesondere, um deren Selbstbestimmungsfähigkeit wiederherzustellen. Eine Behandlung gegen den natürlichen Willen des Betroffenen sei möglich, sofern rechtliche Verfahrensregeln einhalten werden. Insbesondere könne eine Zwangsbehandlung auch durch das grundrechtlich geschützte Freiheitsinteresse des Untergebrachten selbst gerechtfertigt sein. Der Staat sei nicht verpflichtet, untergebrachte Personen aufgrund eines prinzipiellen Vorrangs der krankheitsbedingten Willensäußerung dem Schicksal der dauerhaften Freiheitsentziehung zu überlassen (BVerfG, Beschluss vom 23.03.2011–2 BvR 882/09). Diese Einschätzung ist der gemeinsame Boden nationaler[5] und internationaler[6] Rechtsauffassungen.

---

5 Der Wissenschaftliche Dienst des Bundestages führt aus, dass diese Kritik in der allgemeinen Kommentarliteratur zum Strafgesetzbuch überwiegend keinen Widerhall finde.

6 2008 hat Österreich die UN-BRK ratifiziert. Nach herrschender österreichischer Auffassung seien jedoch sowohl die zivilrechtliche als auch die strafrechtliche

6 Zur Legitimationskrise des psychiatrischen Maßregelvollzugs

Auch in der Europäischen Menschrechtskonvention wird eine Unterbringung wegen unsound mind nach Art. 5 I e EMRK grundsätzlich für möglich und zu rechtfertigen erachtet. Die Unterbringung müsse aber notwendig sein, weil die betroffene Person Behandlung und Aufsicht benötigt, um sie von Selbst- oder Fremdschädigung abzuhalten, und sie müsse wenigstens in einer angemessenen Umgebung (Klinik o. ä.) erfolgen, auch wenn die Krankheit nicht heil- oder behandelbar ist, und der untergebrachten Person muss eine passende und individualisierte Behandlung angeboten werden, die der zur Unterbringung führenden Störung entspricht. Das sei das, was erforderlich ist, um den neueren internationalen Regeln zum Schutz von psychisch kranken Personen Rechnung zu tragen. Und das gelte auch bei Einwilligungsfähigen, weil die psychische Störung zu einem »weakened discernment« und einer besonderen Vulnerabilität führe; die Behörden müssten deshalb versuchen, den Untergebrachten so weit wie möglich in eine Behandlung einzubinden (vgl. EGMR (Grand Chamber), Urteil v. 31. 01. 2019–18052/ 11 – (Rooman v. Belgien), Rn. 190 ff und 246).

Trotz dieser Konstellation, in der UN-BRK, WHO, EGMR, nationales Recht und wissenschaftlicher wie gesellschaftlicher Konsens über den Common Ground der Psychiatrie die Fähigkeiten und Bedarfe von Menschen mit Behinderungen unterschiedlich gewichten, postulieren ärztliche Handlungsmaximen und medizinethische Imperative ein Mindestmaß an Behandlung, Pflege und Teilhabe, auch wenn der Betroffene diesen Nutzen für sich gerade nicht erkennen kann oder dies in einem selbstbestimmten Zustand abgelehnt hat. Darüber hinaus ist auch ganz jenseits des Programms, niemanden wegen seiner Behinderung schlechter stellen zu wollen, zu beachten, dass bestimmte psychische Störungen in bestimmten

---

Unterbringung grundsätzlich mit Art. 14 Abs. 1 lit. b letzter Halbsatz CRPD vereinbar. In Übereinstimmung mit Art. 5 Abs. 1 lit. e EMRK sei eine Freiheitsbeschränkung zwar nicht alleine aufgrund der Behinderung, sehr wohl jedoch zulässig, wenn eine (Selbst- oder Fremd-)Gefährdung hinzutrete. Die UN-BRK gebiete jedoch eine besondere Bedachtnahme auf die Grund- und Freiheitsrechte von Menschen mit Behinderungen, einschließlich solcher, die im Zusammenhang mit einer psychischen Störung ein deliktisches Verhalten gesetzt haben. Regierungsvorlage, Erläuterungen: https://www.parlament.gv.at/doku ment/XXVII/I/1789/fname_1480777.pdf)

Situationen zu Selbst- und Fremdgefährdung führen können und dass dies Maßnahmen zum Schutz des Betroffenen und/oder Dritter grundsätzlich rechtfertigen kann, die umgesetzt werden müssen – jedenfalls dann, wenn es entsprechend dem Hilfeauftrag der UN-BRK der betroffenen Person ermöglicht wurde, ihre Rechte tatsächlich in vollem Umfang selbst wahrnehmen zu können. Das rechtliche Postulat der Gleichstellung von Behinderten und Nichtbehinderten darf nämlich auch nicht dazu führen, dass Nichtbehinderte tatsächlich schlechter gestellt werden, weil sie gegen Übergriffe von Behinderten weniger geschützt sind, als sie selbst es gegenüber Übergriffen nicht Behinderter sind. Hier sind Maßnahmen der Gefahrenabwehr und Maßnahmen zur Behandlung zu differenzieren. Der Schutz der Gesellschaft vor Menschen, die gefährlich sind, darf nicht davon abhängen, ob die Gefährder behindert sind oder nicht.

6.1.8 Auswirkungen auf die forensische Psychiatrie in Deutschland

Deutschland hat 2009 die UN-BRK ratifiziert, diese ist seither auch in Deutschland geltendes Recht. Die Implikationen treffen besonders auch die Konzepte der forensischen Psychiatrie. Wenn für Menschen mit erheblichen psychischen Störungen jede rechtliche Sonderstellung abgeschafft wird und die Betroffenen als gleichgestellte Rechtssubjekte behandelt werden, so wird den Konzepten der Schuld(un)fähigkeit, der Geschäfts(un)fähigkeit, der Einschränkung oder Aufhebung der freien Willensbestimmung der Boden entzogen. Auf zivilrechtlichem Gebiet entfiele damit beispielsweise das Konzept der Geschäftsunfähigkeit, sodass beispielsweise Menschen mit einer Manie nach deren Remission die in der Regel materiellen Konsequenzen ihrer Handlungen tragen müssten. Menschen mit einer Demenz würden dann stets auch als testierfähig und selbstbestimmt handelnd gelten. Auf strafrechtlichem Gebiet dürfte es keine Rolle mehr spielen, ob ein Betroffener eine Straftat in hochakutem psychotischem Zustand, in Folge einer Alkohol- oder Drogenintoxikation, eines Entzugssyndroms oder infolge eines paranoiden Wahns begangen hat. Damit würden in das römische Recht zurückführbare und seit Jahrtausenden bewährte rechtliche Sonderstellungen von offenkundig psychisch nicht frei handelnden Menschen aufgegeben. Dies gilt auch für Menschen mit schwersten Intelligenzminderungen, die bei einem selbstbestimmten Leben schutzlos ihren Eingebungen überantwortet und zurückgelassen würden. Wenn diese im Verlust bzw. in der erheblichen Beeinträchtigung der Fähigkeiten begründete Sonderstellung aufgegeben würde, so würden damit zwar die Autonomie und das bei schwerst dementen oder intelligenzgeminderten Menschen ohnehin illusionäre Konzept der Selbstbestimmungsfähigkeit gestärkt, doch zu einem erheblichen Preis, der zu materiellen wie immateriellen Schäden führen kann, bis hin zu Verarmung, Verwahrlosung, Kriminalisierung. Auf strafrechtlichem Gebiet wären die Konsequenzen dieser Auffassung zweischneidig: Einerseits entfiele ohne die Möglichkeit einer störungsbedingten Schuldminderung oder Schuldunfähigkeit auch die rechtliche Grundlage einer De- oder Exkulpation, die Betroffenen würden also ebenso hart bestraft werden wie nicht beeinträchtige Menschen. Andererseits entfiele im deutschen Maßregelrecht die Möglichkeit einer potenziell unbefristeten Unterbringung im psychiatrischen Maßregelvollzug: Ohne Schuldminderung im Sinne der §§ 20, 21 StGB und ohne ein gefährlichkeitsbedingendes psychisches Merkmal kann eine Maßregel nach § 63 StGB nicht angeordnet werden; und diese Maßregel ist eines der schärfsten Schwerter/Schutzschilde des Rechtsstaats.

6.2 Ansätze für grundsätzliche Reformen

6.2.1 Selbstbestimmung auch im psychiatrischen Maßregelvollzug

Es ist eine historische Errungenschaft, dass Menschen, die infolge ihrer krankhaften Zustände nicht für ihre Taten verantwortlich gemacht werden können, nicht bestraft werden. Diese Zustände umfassen neurologische Erkrankungen wie epileptische Anfälle, doch überwiegend psychische Störungen wie Intoxikationen, psychotische Störungen mit Wahnvorstellungen und dem Hören von Stimmen. In solchen Zuständen ist der Betroffene oftmals nicht imstande, seine Krankheit zu erkennen und die Notwendigkeit einer spezifischen Behandlung zu akzeptieren. In diesen Zuständen, in denen die freie Willensbestimmung störungsbedingt aufgehoben ist, muss stellvertretend für den Betroffenen eine Entscheidung herbeigeführt werden. Solche akuten Zustände sind in der Regel behandelbar bzw. klingen oftmals in überschaubaren Zeiträumen ab. Nach deren Abklingen bzw. einer wirksamen Behandlung ist der Betroffene in der Regel wieder imstande, seine Störung zu erkennen und über die Behandlungsmaßnahmen mitzuentscheiden. Dies gilt auch bei einer Behandlung in einem psychiatrischen Krankenhaus gemäß § 63 StGB. Nach Wiedererlangung seiner Selbstbestimmungsfähigkeit muss der Betroffene das Recht haben, über seine Teilnahme an der Behandlung zu bestimmen. Dies entspricht der Auffassung des Bundesverfassungsgerichts, demzufolge auch die Behandlung im Maßregelvollzug auf dem informed consent basiert: bei Einwilligungsfähigen des Patienten selbst, sonst des Betreuers, mit dem Sonderfall der Zwangsbehandlung unter engen Voraussetzungen. Dies sehen auch die Maßregelvollzugsgesetze so vor.

UN-BRK, WHO und DGSP schießen über das Ziel hinaus, wenn sie die Konzepte der forensischen Psychiatrie – und auch jede Unterbringung und Behandlung Einwilligungsunfähiger gegen ihren Willen in Allgemeinpsychiatrien, Heimen und somatischen Kliniken – grundsätzlich in Frage stellen. Ihnen ist allerdings insofern recht zu geben, als eine psychische Störung nicht zu einer dauerhaften Schlechterstellung der wieder genesenen und wieder einwilligungsfähigen Betroffenen führen darf. Insofern müsste auch diskutiert werden, ob der Betroffene Maßregelvollzugspatient nach Abklingen der akut psychotischen Symptomatik und nach Wiedererlangung der Selbstbestimmungsfähigkeit die Möglichkeit haben sollte zu entscheiden, ob er eine Behandlung in einer entsprechenden psychiatrischen Einrichtung annehmen will oder ob er die Strafe oder auch die Unterbringung zum Schutz der Allgemeinheit in denselben Anstalten verbüßen oder verbringen will wie die anderen, selbstbestimmungsfähigen, zum Tatzeitpunkt schuldfähigen Täter. Jedenfalls sollte den Betroffenen nach Wiedergewinnung der Selbstbestimmungsfähigkeit das Recht zukommen, über ihre Behandlung zu entscheiden und diese gegebenenfalls auch zurückzuweisen. Das aufgeklärte Einverständnis ist die notwendige Bedingung einer jeden Behandlung eines zur Selbstbestimmung fähigen Menschen, auch einer Behandlung im psychiatrischen Maßregelvollzug. Wenn der Betroffene sein informiertes Einverständnis zu einer von Ärzten, Therapeuten und anderen empfohlenen Behandlung nicht erteilt und diese möglicherweise sogar sehr sinnvolle Maßnahme nicht wünscht, darf sie nicht gegen seinen Willen durchgesetzt werden, auch wenn er sich damit schadet. Zum ausschließlichen Schutz Dritter darf eine psychiatrische Behandlung gegen den Willen des zur Selbstbestimmung fähigen Menschen jedenfalls nicht durchgeführt werden. Dies ist Konsens der gesellschaftlichen und rechtlichen Entwicklung in den zurückliegenden Jahren.

Das Bundesverfassungsgericht hat in einer Entscheidung zur medikamentösen Zwangsbehandlung vom 23.03.2011 die Freiheitsrechte der untergebrachten Personen gestärkt (BVerfG, 2 BvR 882/09), allerdings in bestimmten Situationen auch eine Schutzpflicht des Staates angenommen. Diese Schutzpflicht kann in bestimmten Situationen aber auch die Durchführung einer Behandlungsmaßnahme gegen den natürlichen Willen einer Person erfordern, insbesondere um deren Selbstbestimmungsfähigkeit wiederherzustellen. So könne eine Zwangsbehandlung selbstbestimmungsunfähiger Menschen auch durch das grundrechtlich geschützte Freiheitsinteresse des Untergebrachten selbst gerechtfertigt sein (BVerfG, Beschluss vom 23.03.2011–2 BvR 882/09). Gegen den freien Willen einer Person ist nach Feststellung des Bundesverfassungsgerichts eine Behandlung aber nicht möglich. Diese 2011 eingenommene Position wurde 2021 bekräftigt, als das Bundesverfassungsgericht mit dem Beschluss vom 08.06.2021 einer Verfassungsbeschwerde über die Gültigkeit einer Patientenverfügung im Maßregelvollzug stattgab (2 BvR 1314/18; BVerfG 2021). Bemängelt worden war, dass der im Maßregelvollzug untergebrachte Beschwerdeführer wiederholt medizinisch zwangsbehandelt worden sei, obwohl dieser zuvor schriftlich niedergelegt hatte, nicht mit Neuroleptika behandelt werden zu wollen. Nachdem die Gültigkeit der Patientenverfügung nicht in Frage gestellt worden war und damit als gültig betrachtet wurde, wurde die Möglichkeit einer Behandlung gegen den rechtswirksamen Willen des betroffenen Patienten auch im Maßregelvollzug verneint. Allerdings bekräftigte das Bundesverfassungsgericht, dass die freie Entscheidung des Betroffenen begrenzt werde durch die Rechte Dritter. In einer Patientenverfügung könne nur über die eigene Behandlung entschieden werden, nicht aber über die zum Schutz Dritter, also der Mituntergebrachten, der Behandelnden und Therapeuten, erforderlich werdenden Maßnahmen. Damit bestätigte das Bundesverfassungsgericht trotz der Bekräftigung des Selbstbestimmungsrechts auch die Zulässigkeit von notwendigen Maßnahmen zum Schutze Dritter. Dies aber wirft die Frage auf, ob eine Unterbringung zur Behandlung in einem psychiatrischen Krankenhaus hier das gebotene Mittel sein kann. Schließlich wird hier ein straffällig gewordener Mensch, der keine Behandlung wünscht, aufgrund störungsbedingter Gefährlichkeit in ein psychiatrisches Krankenhaus überstellt und wird dort zur Gefahr von Mitpatienten und Betreuern.

6.2.2 Was leistet eine Maßregel nach § 63 StGB?

Es gilt als gesellschaftliche Errungenschaft, dass Menschen, die infolge einer schweren psychischen Störung gefährlich geworden sind, fachgerechte Behandlung und Pflege erhalten. Dass dies in einem psychiatrischen Krankenhaus erfolgt, ist konsequent. Hier werden sach- und fachgerechte multimodale Behandlungen vorgehalten und eine der Genesung förderliche Atmosphäre geschaffen. In einem psychiatrischen Krankenhaus werden die Freiheits- und Persönlichkeitsrechte des Betroffenen im Rahmen einer einvernehmlichen Behandlung geschützt. Allerdings ergibt sich mit dem ebenfalls erforderlichen Schutz der Öffentlichkeit die Notwendigkeit entsprechender Schutzmaßnahmen. Diese umfassen die Möglichkeit, die Freiheit des Betroffenen erforderlichenfalls zu beschränken, die Einrichtung hinreichend zu sichern und die Strafvollstreckungsbehörde über die Behandlungsfortschritte wie über die verbliebene Gefährlichkeit zu informieren. Insofern birgt das Konzept der störungsbedingten Gefährlichkeit bereits den Zielkonflikt zwischen Behandlung und Sicherung, in dem die individuellen Rechte des Betroffenen wie die legitimen Sicherheitsinteressen der Gesellschaft vereinbart werden müssen. Letztere werden im psychiatrischen Maßregelvollzug nach § 63 StGB durchaus effektiv verfolgt (Jehle et al. 2016; Müller et al. 2017). Die Untersuchung zur Legalbewährung (Jehle et al. 2016) zeigt, dass Patienten, die schuldunfähig in die Unterbringung gekommen waren, binnen neun Jahren zu etwa 15 %

rückfällig wurden. Mit etwa 25 % binnen neun Jahren war die Rückfallrate bei Betroffenen, die bei erheblich verminderter Schuldfähigkeit in die Unterbringung gekommen waren, höher. In Katamnesezeiträumen von im Mittel 16,5 Jahren fanden Seifert et al. (2018) bei 35,2 % der entlassenen Patienten erneute Straftaten. 12,8 % waren mit schwerwiegenden Delikten wie Gewalt- und Sexualstraftaten in Erscheinung getreten, 15,6 % waren einem erneuten Freiheitsentzug unterworfen. Insbesondere bei Patienten mit schizophrenen Psychosen konnte die Rückfallgefahr deutlich gesenkt werden. Betroffene mit Persönlichkeitsstörungen und Sexualstraftäter bildeten dagegen eine sogenannte Hochrisikogruppe, für die spezifische und langfristige Behandlungsformen unter Einbezug auch poststationärer Betreuungsformen gefordert wurden (Seifert et al. 2018). Allerdings ist in dem vergangenen Jahrzehnt die Verweildauer in den Einrichtungen deutlich angestiegen. Vor der Novellierung des Rechts der Unterbringung 2016 lag der Anteil an Patienten, die länger als zehn Jahre untergebracht waren, bei über 30 % (2014 und 2015 CEUS), die Aufenthaltsdauern derjenigen, die überhaupt entlassen wurden, lag 2021 bei über acht Jahren. Mit der Novellierung sanken die Unterbringungsdauern, der Anteil der länger als zehn Jahre Untergebrachten erreichte 2019 28 % (hierzu Müller 2022). Ungleich schwieriger als die Rückfallraten zu erfassen sind die Auswirkungen auf psychische Stabilität, Lebenszufriedenheit und soziale Reintegration der Behandelten. Diese deutlich schlechter operationalisierbaren Behandlungsziele werfen die Frage auf, welche integralen Bestandteile eines psychiatrischen Krankenhauses notwendig und unverzichtbar sind, also auch bei der Verortung der Behandlung auf Grundlage des Strafrechts keinesfalls arrodiert werden dürfen. Hierzu sind Personal und Qualifikation, Behandlungsatmosphäre und Rehabilitationsziel, Erprobung und Reintegration, individueller Krankheitsverlauf und Patientenautonomie in den Blick zu nehmen.

6.3 Konsequenzen und Lösungsansätze

6.3.1 Was ist ein forensisch-psychiatrisches Krankenhaus?

Das psychiatrische Krankenhaus, in dem die Unterbringung vollzogen wird, wird im Gesetz nicht näher charakterisiert. Aus zivilrechtlichen Feststellungen kann übertragen werden, dass in einem Krankenhaus Patienten lege artis behandelt werden, von Ärzten und einem multiprofessionellen Team, das sich nach der optimalen Förderung der Genesung der Betroffenen ausrichtet, und dass der Betroffene die Behandlung wünscht. Tatsächlich werden einige Einrichtungen des psychiatrischen Krankenhauses nach § 63 StGB inzwischen aber von Juristen oder anderen Berufsgruppen geleitet. Lockerungen, auch therapeutisch notwendige, müssen in einem definierten, strukturierten und oftmals auch recht langwierigen Verfahren konsentiert werden. Die indizierten Behandlungen erfolgen in Abwägung mit einer damit möglicherweise verbundenen Gefährdung der Öffentlichkeit. Die Unterbringung in diesem Krankenhaus ist nicht an die Zustimmung des betroffenen Menschen mit einer psychischen Störung gebunden, sondern erfolgt auch, wenn keine Behandlungsmotivation besteht, der Betroffene der Behandlung nicht zustimmen mag und selbst dann noch, wenn zwar die bedingende Störung remittiert ist, doch das Gefährdungspotenzial infolge des »Defektzustandes« noch nicht erloschen ist. Die beiden psychiatrischen Maßregeln, die der Unterbringung in einer Entziehungsanstalt und die der Unterbringung im psychiatrischen Krankenhaus, wurden wiederholt reformiert. 2016 wurde die Maßregel nach § 63 StGB verstärkt an der Verhältnismäßigkeit des Freiheitsentzugs ausgerichtet. Grundlegendere Reformen wären aber erforderlich, insbesondere solche, die dazu führen, dass die Maßregeln dem Charakter der psychiatrischen Behandlung und dem Prädikat eines psychiatrischen Krankenhauses wieder vermehrt gerecht werden. Hierzu zählen eine stärkere Orientierung auf Behandlung, das Erfordernis eines informierten Einverständnisses des Betroffenen sowie eine grundsätzlich zu realisierende Wahlmöglichkeit, dass, wenn eine Unterbringung zur Gefahrenprävention schon angeordnet wurde, aber die Behandlung selbstbestimmt nicht gewünscht wird, der weitere Freiheitsentzug zum Schutz der Öffentlichkeit in einer geeignet gestalteten Einrichtung verbüßt werden kann.

6.3.2 Neuer Wein in alten Schläuchen? Die Umetikettierung ist keine Lösung

Die konsequente Auslegung der UN-BRK, wie sie von der DGSP vorgenommen wurde, beansprucht das Konzept der Schuldunfähigkeit und die damit möglicherweise verbundene Unterbringung in einem psychiatrischen Krankenhaus und die in einer Entziehungsanstalt abzuschaffen. Dieses Programm ändert aber nichts daran, dass es weiterhin Menschen mit schweren psychischen Störungen geben wird, nur, dass diese dann eben in einem Haftkrankenhaus behandelt werden sollen. Nach dem Vorstoß der DGSP sollte man hierzu die zuvor abgeschafften psychiatrischen Krankenhäuser nach § 63 StGB und die Entziehungsanstalten nach § 64 StGB zu Haftkrankenhäusern umwidmen und diese dem Justizvollzug unterstellen. Was aber wäre damit gewonnen? Der Freiheitsentzug des stets als schuldfähig gesetzten Täters wäre dann von der Behandlung des psychisch kranken Häftlings räumlich getrennt. Die Bindung der Unterbringung in den Maßregelvollzug an die Schuldfähigkeit wäre aufgegeben, das Konzept eines an die psychische Störung gebundenen, potenziell unbefristeten Sicherungsbedarfs verlassen. Nach Verbüßung der zeitigen Haft kämen fast alle, auch die in Folge einer psychischen Störung weiterhin gefährlichen Menschen, in Freiheit. Dies würde die Ungleichbehandlung von schuldfähigen und nicht oder eingeschränkt schuldfähigen Tätern beenden. Nicht gelöst wäre aber das Grundproblem, dass es auch hier Betroffene mit psychischen Störungen geben wird, die grundsätzlich nicht an der Behandlung mitwirken wollen oder die die Behandlungsbedürftigkeit ihrer Störungen nicht einzusehen vermögen. Wenn diese Menschen mit schwer ausgeprägten psychischen Störungen – abgesehen von den seltenen Optionen einer medikamentösen Zwangsbehandlung – nun unbehandelt in Gefängniszellen verwahrt würden, änderte dies nichts an dem ethischen und ärztlichen Imperativ, diese schwer beeinträchtigten, ggf. nicht einwilligungsfähigen Personen angemessen zu betreuen und zu versorgen. Statt einer Behandlung erwartete diese Patienten/Gefangenen im Falle fortbestehender Gefährlichkeit nur die Option der Sicherungsverwahrung.

6.3.3 Ein neues Etikett löst kein Problem, im Gegenteil!

Das Konzept der DGSP sieht vor, dass die Haft nach Ablauf der verhängten zeitigen Freiheitsstrafe beendet wird, sofern sie nicht mehr gefährlich sind. Für Menschen mit psychischen Störungen, die weiterhin gefährlich sind, bliebe dann noch die Sicherungsverwahrung zum Schutz der Allgemeinheit. Diese Maßregel nach § 66 StGB würde dem Konzept zufolge nicht nur nicht abgeschafft, sondern sogar deutlich ausgeweitet, nämlich um die Täter, die in Folge ihrer Störungen weiterhin gefährlich sind. Wenn die Option der Unterbringung im psychiatrischen Krankenhaus bei störungsbedingt bestehender Gefährlichkeit zum Schutz der Allgemeinheit verlassen wird, so würden auch alle gefährlichen Menschen mit schweren psychischen Störungen entlassen werden, es sei denn, sie kämen in die Sicherungsverwahrung. Ohne eine Option, weiterhin gefährliche Menschen zum Schutz der Öffentlichkeit zu verwahren, würden die Gesellschaft und der einzelne Bürger einer Gefährdung ausgesetzt werden, die vermieden werden muss. Dies würde nach dem Konzept der DGSP zu einer deutlichen Ausweitung der Sicherungsverwahrung führen. Nach der Reform des Rechts der Unterbringung in der Sicherungsverwahrung wurden dort zwar inzwischen angemessene Unterbringungs- und Behandlungsmöglichkeiten geschaffen, die bei einer Unterbringung in einem psychiatrischen Krankenhaus oft nicht mehr erreicht werden. Der Betroffene hat Rückzugsmöglichkeiten, Anspruch auf geeigneten Wohnraum und Therapieangebote. Diese Rahmenbedingungen sind inzwischen denen einer Unterbringung in einem psychiatrischen Krankenhaus zumindest mancherorts deutlich überlegen. Dies darf aber nicht dazu führen, Menschen mit schweren psychischen Störungen in der Sicherungsverwahrung unterzubringen, sondern muss dazu führen, dass zumindest vergleichbare Bedingungen bei einer Unterbringung in einem psychiatrischen Krankenhaus geschaffen werden.

Dies könnte auch zur Schaffung von Unterbringungsformen führen, die den Betroffenen eine Perspektive auf eine langfristige und angemessene Wohnform bieten, ohne dass diese in ein therapeutisches Setting eingebunden sind, und ohne dass dieses auf die nicht gewünschte Veränderung dysfunktionaler Persönlichkeitseigenschaften zielt. Diese Wohnform könnte innerhalb der Justizvollzugsanstalt sein, könnte aber auch eine besondere Form des Maßregelvollzugs sein. Ein mögliches Konzept könnten sogenannte »Longstay Units« sein, in denen Betroffene, die weiterhin gefährlich sind und deshalb verwahrt werden müssen, die aber nicht an Behandlungsmaßnahmen teilnehmen wollen, eine Möglichkeit finden, ihr Leben unter angemessenen Bedingungen zu führen. Eine entsprechend konzipierte Einrichtung wäre sicher nicht für alle Betroffenen die Ideallösung, könnte aber einige von ihnen gut erreichen und das Betreuungsspektrum sinnvoll ergänzen. Dies ist die Konsequenz des Selbstbestimmungsrechts des Betroffenen und müsste Diagnose-übergreifend gelten. Allerdings erfordern ethische und ärztliche Prinzipien, dass die Betroffenen auch dort ein Mindestmaß an Pflege erhalten und ihnen auch regelmäßig ein Behandlungsangebot zumindest unterbreitet wird.

Allenfalls dann, wenn der Betroffene nicht imstande ist, sein Selbstbestimmungsrecht auszuüben, kann eine Behandlung befristet gegen seinen Willen durchgeführt werden, mit dem Ziel, seine Einwilligungsfähigkeit wiederherzustellen. Sobald aber die Selbstbestimmung wiederhergestellt ist, muss der Betroffene sich für oder auch gegen eine Behandlung entscheiden können. Menschen mit einer psychischen Störung, die weiterhin gefährlich sind, aber nicht an einer Behandlung teilnehmen wollen und die selbstbestimmungsfähig sind, sollten in dieser Form über die Art des Vollzugs mitentscheiden können. Damit können sich die Betroffenen nach Abklingen ihrer akuten psychischen Störung und Wiederherstellung ihrer Einwilligung auch für eine Haft oder eine geeignete andere Einrichtung entscheiden.

Wenn man nun aber überlegte, die Sonderbehandlung von Menschen mit psychischen Störungen gänzlich aufzugeben, so müssten doch gefährlichkeitsbedingende psychische Störungen unverändert als Risikomerkmal bewertet werden. Zwar sind die meisten Menschen mit psychischen Störungen nicht gefährlicher als andere Menschen ohne psychische Störung, doch für besondere Gruppen ist eine erhebliche Steigerung der

Gefährlichkeit gut belegt. Dies gilt insbesondere für Menschen mit schizophrenen Störungen, die nicht ausreichend behandelt sind, bei Menschen mit Polytoxikomanie, bei dissozialen Persönlichkeitsstörungen und besonders bei der Kombination einer schwerwiegenden psychischen Störung mit Substanzmittelkonsum und dissozialer Persönlichkeitsstörung. Diese Risikofaktoren nicht feststellen zu dürfen, würde die Gefährdung der Öffentlichkeit vermeidbar erhöhen. Es würde auch den ohne Behandlung straffällig gewordenen Betroffenen auferlegen, die Konsequenzen der von ihnen gar nicht gewollten Taten zu tragen, die sie infolge einer Erkrankung nicht schuldhaft begangen haben würden.

6.3.4 Maßregel zum Schutz der Öffentlichkeit

Wenn eine Maßregel zum Schutz der Öffentlichkeit weiter andauern muss, so unterscheidet sich diese von einer Strafe. Dementsprechend muss auch diese Situation anders gestaltet werden als die zeitlich befristet verhängte Gefängnisstrafe. Die Betroffenen erbringen ein Sonderopfer, das die Gesellschaft dementsprechend in die Pflicht nimmt, angeglichene Lebensbedingungen bereitzustellen. Dies wurde anlässlich der Entscheidung über die Unterbringung in der Sicherungsverwahrung vom Europäischen Gerichtshof für Menschenrechte festgestellt und war bereits in den Entscheidungen des Bundesverfassungsgerichts entwickelt worden. Gegenwärtig sind die Unterbringungsbedingungen in der Sicherungsverwahrung häufig besser als die mit vergleichbaren Folgen verbundene Unterbringung in einer psychiatrischen Klinik. Die Kliniken halten häufig noch Mehrbettzimmer (Zeidler et al. 2023) vor; dies ist für eine potenziell lebenslange Unterbringung zum Schutz Dritter nicht zumutbar. Diejenigen, die zum Schutz der Öffentlichkeit gesichert werden müssen, aber nicht an einer Behandlung teilnehmen wollen, müssen ähnlich gute Unterbringungsbedingungen haben, wie dies bei einer Unterbringung in einer Sicherungsverwahrung der Fall wäre. Dass psychiatrisch gebotene und legalprognostisch vertretbare Entlassungen aus dem Maßregelvollzug nicht umgesetzt werden können, weil nicht hinreichende geeignete Anschlusswohnmöglichkeiten bestehen, wie es die Ergebnisse aus der Umfrage der DGPPN (Zeidler et al. 2023) zeigen, ist ein nicht zu rechtfertigender Zustand.

6.3.5 Evaluation der Gefährlichkeitsreduktion durch die Behandlung

Zurecht muss die Gesellschaft vor gefährlichen Menschen geschützt werden. Diese Gefährlichkeit festzustellen und zu prognostizieren ist eine der schwersten Aufgaben eines sachverständig beratenen Gerichts. Merkmale der Gefährlichkeit sind nicht direkt an eine psychische Störung gebunden. Zurecht wurde darauf hingewiesen, dass Menschen mit psychischen Störungen generell nicht gefährlicher sind als andere, nicht psychisch beeinträchtigte Personen. So gibt es jenseits der psychischen Störungen kriminologische Merkmale, die mit Gefährlichkeit verbunden sind. Hierzu zählen die delinquente Vorgeschichte mit häufigen Straftaten, die Häufigkeit von Straftaten, das Bewährungsverhalten, bestimmte Arten von Straftaten, bestimmte Opferkonstellationen. Es gibt aber auch psychische Zustände, die mit erhöhter Gefährlichkeit verbunden sind. Hierzu zählen eine unbehandelte psychotische Störung, der Konsum psychotroper Substanzen sowie die Kombination von unbehandelter psychotischer Störung, Konsum psychotroper Substanzen sowie besondere Formen einer Persönlichkeitsstörung. Akute Zustände, die mit einer Beeinträchtigung oder Aufhebung der Schuldfähigkeit verbunden sein können, sind oft vorübergehend und behandelbar. Durch eine sachgerechte Behandlung kann die störungsbedingte Gefährlichkeit deutlich gesenkt werden. Von solchen psychotischen Störungen abzugrenzen sind überdauernd bestehende Persönlichkeitsstörungen oder sexuelle Präferenzstörungen, bei denen die Schuldfähigkeit so gut wie nie aufgehoben ist und bei denen auch die Einwilligungsfähigkeit in der Regel nicht beeinträchtigt ist. Diese Betroffenen profitieren in der Regel über sehr lange Zeiträume von kriminalpräventiven Maßnahmen, die grundsätzlich auch in einer JVA angeboten werden können. Bereits jetzt ist der überwiegende Teil der sexuellen Missbraucher inhaftiert. Die Beurteilung, ob die Voraussetzungen einer Unterbringung im Maßregelvollzug vorliegen, muss hier zurückhaltend gestellt werden (Müller et al. 2019).

Um in der befristeten Zeit des Freiheitsentzugs die störungsbedingte Gefährlichkeit maximal senken zu können, müssen die relevanten gefährlichkeitsbedingenden, empirisch fundierten Merkmale adressiert werden. Hierzu müssen strukturierte Konzepte entwickelt und evaluiert werden. Dies erfordert die Etablierung und Evaluierung empirisch fundierter Verfahren zur Verbesserung der Legalprävention; diese liegen indes bislang nur unzureichend vor. Die Wirksamkeit solcher Verfahren kann nur an hinreichend großen und homogenen Stichproben über einen langen Zeitraum strukturiert untersucht werden. Forschung im Maßregelvollzug ist in der Regel Forschung an Untergebrachten, diese ist rechtlich und ethisch herausfordernd (Briken und Müller 2017), aber umso mehr geboten (Fromberger et al. 2007; Müller 2019).

6.3.6 Bundesweit auskömmliche Gestaltung der Unterbringung

Der Vollzug der Unterbringung ist landesrechtlich geregelt. Die einzelnen Bundesländer können Ausstattung und rechtliche Rahmenbedingungen gestalten. Dies führt dazu, dass sich die Unterbringungsbedingungen ebenso wie Unterbringungsdauern in den einzelnen Bundesländern deutlich unterscheiden (Zeidler et al. 2023; CEUS). Dies ist problematisch, da hier grundrechtsrelevante Eingriffe vorgenommen werden und diese in den einen Bundesländern beinahe doppelt so lange vollzogen werden wie in anderen Bundesländern. Auch die zur Behandlung zur Verfügung gestellte Ausstattung unterscheidet sich in den Bundesländern erheblich. Insofern zeichnet sich ein sehr heterogenes Bild der Maßregeleinrichtungen in Deutschland ab mit weitreichenden und auch grundrechtsrelevanten Konsequenzen. Hier ist zu fordern, dass die Rahmenbedingungen der Maßregelbehandlung zumindest so einheitlich gestaltet sind, dass die Rechtsfolgen einer solchen Unterbringung in den Bundesländern vergleichbar sind. Dies muss Personalausstattung, finanzielle und organisatorische sowie strukturelle Rahmenbedingungen ebenso betreffen wie Lockerungserprobung und Entlassung.

6.3.7 Differenzierte Gestaltung der Unterbringung

Die in einem psychiatrischen Krankenhaus auf Grundlage des § 63 StGB untergebrachten Patienten sind sehr heterogen. Sie unterscheiden sich in ihren Störungsbildern, in der von ihnen begangenen Straftat, in der von ihnen ausgehenden Gefährlichkeit, in ihrer Behandlungsmotivation und Krankheitseinsicht ebenso wie in ihrer therapeutischen Erreichbarkeit. Dem müssen die Einrichtungen durch differenzierte Behandlungs- und Unterbringungsstrukturen gerecht werden und gerecht werden können. Dies kann auch die Einrichtung eigener Abteilungen für Betroffene umfassen, die an der Behandlung nicht mitwirken wollen, aber zum Schutz der Allgemeinheit langfristig gesichert werden müssen. Für die Gruppe sind geeignete Wohnräume zu schaffen, die auch langfristige Beherbergungen anmessen ermöglichen. Darüber hinaus könnten für geeignete Patienten teilstationäre Angebot mit intensiver ambulanter Betreuung hilfreiche Ergänzungen des monolithischen Behandlungsstandards der psychiatrischen Maßregelkliniken sein.

6.3.8 Freiheitsorientierte Behandlung und Förderung von Entlassmöglichkeiten

Mit dem vermehrten Einsatz von Prognoseskalen und Begutachtungen nahmen die Unterbringungsdauern zu. N. Leygraf vermutet einen Zusammenhang, der indes empirisch nicht belegt ist. Jenseits der Verzögerungen, die eine repetitive Begutachtung mit sich bringt, und jenseits der Ressourcen, die hier therapiefern eingesetzt werden, muss auch die tatsächliche Rückfallrate von untergebrachten Maßregelpatienten gewürdigt werden. Jeder Rückfall ist einer zu viel! Wenn aber Wahrscheinlichkeitsaussagen das Rückfallrisiko beziffern, muss die bestehende Gefährlichkeit individualisiert beurteilt werden. Untersuchungen der für hochgefährlich gehaltenen Untergebrachten, die aufgrund rechtlicher Vorgaben trotz ungünstiger Prognosen entlassen wurden, zeigen übereinstimmend, dass etwa 2/3 von ihnen nicht mit gravierenden Straftaten in Erscheinung getreten ist (Müller et al. 2013; Müller und Stolpmann 2015). Auch die Patienten, die nach der Novellierung des Rechts der Unterbringung aus

Verhältnismäßigkeitsgründen entlassen worden sind, sind öfter rückfällig geworden als die regulär und mit guter Prognose Entlassenen, allerdings wurde auch die Mehrzahl von ihnen im Untersuchungszeitraum nicht straffällig (Querengässer et al. 2023). Darüber hinaus sind die Erfolge einer engmaschigen ambulanten Betreuung wiederholt und konsistent belegt worden. Dies unterstreicht die Bedeutung enger therapeutischer Führung, die Förderungswürdigkeit des stärkeren Einsatzes supportiver Behandlungs- und Unterbringungsoptionen und relativiert die Notwendigkeit baulicher Hoch- und Höchstsicherung für alle Betroffenen. Bei einer Intensivierung der freiheitsorientierten Behandlung mit Aufbau und Förderung betreuter Wohnkonzepte könnte eine gewisse Anzahl von Patienten hinreichend zuverlässig geführt werden. Im Falle von Krisen blieben die inzwischen ebenfalls bewährten Instrumente der Lockerungsrücknahme, des Abbruchs eines Probewohnens, der Krisenintervention, der Wiedervollzugsetzung, des Bewährungswiderrufs. Dies unterstreicht die Notwendigkeit wie den Nutzen der umfassenden und differenzierten Betreuungsangebote, die auf unterschiedlichen Interventionsschwellen und Betreuungsdichten angeboten werden müssen. Diese wurden in dem allgemeinpsychiatrischen Versorgungsangebot in den letzten Jahren allerdings deutlich abgebaut. Nicht ganz unbegründet bezeichneten Querengässer und Schiffer (2021) in diesem Kontext die in den letzten Jahren verstärkt eingesetzte vorläufige Unterbringung nach § *126a StPO* als Ultima Ratio bei schlecht eingebundenen und hierdurch gefährlich gewordenen Patienten im Sinne einer postallgemeinpsychiatrischen Krisenintervention in der Forensik.

6.3.9 Die Unterbringung im psychiatrischen Krankenhaus endet in der Regel nach zehn Jahren

Spätestens mit der Novellierung des Rechts der Unterbringung in einem psychiatrischen Krankenhaus kommt der Entscheidung bei der Fortdauer der Unterbringung über zehn Jahre hinaus ein besonderer Stellenwert zu. Eine Fortdauer ist dann möglich, wenn besondere Umstände bekannt geworden sind, die die Fortdauer rechtfertigen. Nach *zehn Jahren* erklärt das Gericht die Maßregel für erledigt, wenn nicht die *Gefahr* besteht, dass der Untergebrachte erhebliche Straftaten begehen wird, durch welche die Opfer seelisch oder körperlich schwer geschädigt werden. Dabei ist die von dem Untergebrachten ausgehende Gefahr hinreichend zu konkretisieren und auf die Entwicklung seit der Anordnung der Maßregel abzustellen. Aus psychiatrisch-therapeutischer Sicht lassen sich nach zehn Jahren der Behandlung kaum je zeitnah zu erwartende Behandlungsdurchbrüche begründen. Vor Ablauf der 10-Jahres-Frist sollten die indizierten Therapie- und Betreuungsangebote ausgeschöpft worden sein oder es muss begründet werden, warum diese nicht zum Einsatz haben kommen können. Auch in der Suche nach geeigneten sozialen Empfangsräumen sollten hinreichend Erfahrungen gesammelt worden sein. Der Betroffene wird inzwischen die indizierten therapeutischen Angebote bekommen haben, diese hat er genutzt oder selbstbestimmt abgelehnt. Möglicherweise hat auch eine medikamentöse Behandlung gegen seinen Willen stattgefunden, ohne allerdings zu dem erwünschten Ergebnis geführt zu haben. Bei einer Entscheidung über die weitere Fortdauer und über die 10-Jahres-Frist hinaus müssen nun die weitere Gefährlichkeit nach Akuität, Art der zu befürchteten Straftaten und deren Eintrittswahrscheinlichkeit mit der Verhältnismäßigkeit der hierdurch begründeten weiteren Unterbringung auch angesichts schwindender Therapieaussichten abgewogen werden. Dies ist eine weitreichende Entscheidung, deren Gewicht und Komplexität aus hiesiger Sicht die einer üblichen Fortdauerentscheidung überschreitet. Insbesondere wird hier grundsätzlich über die weitere langfristige Unterbringung wesentlich zum Schutz Dritter entschieden. Dies erfordert eine grundlegende Abwägung der Gefährlichkeit, der Verhältnismäßigkeit, der weiteren und konkret vorhandenen Unterbringungsmöglichkeiten sowie der verbliebenen Therapieoptionen und der Bereitschaft des Betroffenen, diese anzunehmen, in einer Gesamtwürdigung. Die dann noch für erforderlich erachtete Fortdauer ist ein wesentlicher Eingriff in die Rechte des Betroffenen. Dementsprechend sollte aus hiesiger Sicht die Unterbringung in einem psychiatrischen Krankenhaus regelhaft nach zehn Jahren beendet werden. Bei bis dahin nicht erfolgter bedingter Entlassung sollte dann über die Notwendigkeit der Fortdauer in einem getrennten Gerichtsverfahren entschieden werden. Dabei müssten das Ausmaß der fortbestehenden Gefährlichkeit und deren Art und Erheblichkeit, vorhandene und möglicherweise geeignete Empfangsräume und Lebensmöglichkeiten sowie die Gründe, dass diese bis dahin vom Betroffenen nicht genutzt werden konnten, abgewogen werden. Weiterhin müssten die Zustimmung des Betroffenen zu einer Behandlung ebenso wie die Verhältnismäßigkeit der erforderlichen weiteren Maßregel einbezogen und erörtert werden.

6.3.10 Prävention

Die Abwägung des gesellschaftlichen Bedürfnisses nach Sicherheit und Schutz gegen die individuellen Rechte eines gefährlichen Menschen mit einer psychischen Störung bleibt eine Herausforderung für eine humane Gesellschaft. Wenige, doch Aufsehen erregende Gewalttaten von Menschen mit einer psychischen Störung suggerieren einen Anstieg grausamer Gewalttaten. Dies ist unzutreffend. Gleichwohl wird zu Recht die Frage aufgeworfen, ob unsere präventiven Maßnahmen hinreichend sind, diese Gewalttaten zu verhindern (Truscheit, FAZ 06.01.2022). Straftaten wirksam zu verhindern, ist nicht nur wirksamster Opferschutz, sondern ist auch im Interesse potenzieller Täter dringend geboten. Straftaten durch Menschen mit psychischen Störungen können am ehesten dadurch verhindert werden, dass diese rechtzeitig eine Behandlung annehmen. Entstigmatisierung von Menschen mit psychischen Störungen und der Abbau der Schwellen vor einer psychiatrischen Behandlung sind in diesem Sinne kriminalpräventiv. Denn nur, wenn Betroffene sich trauen, sich in ärztliche Behandlung zu begeben und diese Hilfe anzunehmen, können wirksame Behandlungsangebote fruchten. Manche Gewalttaten hätten durch Früherkennung und geeignete Behandlungsmaßnahmen möglicherweise verhindert werden können.

Solche präventiven Behandlungsprojekte sind bislang selten verfügbar und wesentlich der Initiative Einzelner überlassen (hierzu Schmidt et al. 2021; Schulz, Hofter und Müller 2017; Fromberger et al. 2020; Nitschke et al. 2018)[7]. Jenseits der Finanzierung werfen die medizinethische ebenso

---

7 Inzwischen wurden einzelne Projekte in eine dauerhaftere Finanzierung überführt. Die Präventionsambulanz in Ansbach wurde zum Vorläufer eines in Bayern eingesetzten und bundesweit geprüften Projekts für besondere Zielgruppen.

wie die juristische Perspektive grundsätzliche Fragen auf. Diese betreffen die Schnittstellen zwischen individuellen Freiheitsrechten, psychiatrischem Behandlungsauftrag und gesellschaftlichen Sicherheitsinteressen. Ungeachtet jeder Neuregelung der stationären Maßregeln muss der Schutz der Gesellschaft vor Straftaten, die von psychisch kranken Menschen begangen werden, durch ausgiebige und umfassende Präventionsangebote verbessert werden.

6.4 Resümee

Angesichts der beschriebenen Legitimationskrise ordnungspolitischer Aufgaben in der Psychiatrie wird eine umfassende Diskussion des Maßregelrechts angemahnt (BAG 2021; DGSP: Feißt et al. 2022). Dabei müssen die Zielsetzungen des Maßregelrechts mit dem gegenwärtigen Psychiatrieverständnis vereinbart werden. Die Übernahme ordnungspolitischer Aufgaben steht den ärztlichen Prinzipien des »nil nocere«, des ärztlichen Behandlungsgebots, den Prinzipien der Autonomie und der Selbstbestimmung der Patienten entgegen. Eine Behandlung auch auf dem Boden des Maßregelrechts kann nur selbstbestimmungsfähigen Patienten, die zu einer Behandlung motiviert sind, angeboten werden. Nicht selbstbestimmungsfähige Patienten können zur Wiederherstellung der Einsichtsfähigkeit und zur Förderung des Unterbringungsziels befristet behandelt werden. Nach Wiederherstellung der Einsichtsfähigkeit müssen Notwendigkeit und Legitimation einer Maßregel regelmäßig überprüft und

---

Auch die Prävention sexuellen Missbrauchs wurde in einem Modellprojekt der gesetzlichen Krankenkassen überführt wiederum mit Ein- und Ausschlusskriterien und einer entsprechenden Evaluation. Dies sind aus hiesiger Sicht sehr begrüßens- und unterstützungswerte Schritte in die richtige Richtung. Es sollte allerdings ein flächendeckendes und unbefristetes und vorbehaltloses Betreuungsangebot zur Abwendung der Gefährlichkeit bei Menschen mit psychischen Störungen bundesweit etabliert werden.

baldmöglichst durch eine selbstbestimmte Entscheidung des Patienten legitimiert werden (Müller et al. 2021). Ohne wirksame Zustimmung des Patienten sind Behandlungen in einem psychiatrischen Krankenhaus somit allenfalls befristet zur Wiederherstellung der Selbstbestimmungsfähigkeit und der wirksamen Zustimmung sowie zur Förderung des Unterbringungsziels und damit zur Verkürzung des notwendigen Freiheitsentzugs möglich (Müller at al. 2021; Koller und Müller 2021). Dieses Konzept berücksichtigt die Selbstbestimmungsfähigkeit und Patientenautonomie des Betroffenen, dessen Wunsch nach Behandlung und bejaht als Therapieziel auch den Schutz der Gesellschaft vor weiteren Straftaten, wenn der Betroffene einer Behandlung zustimmt. Dagegen werden die langfristige Sicherung des Betroffenen in einem psychiatrischen Krankenhaus gegen seinen Willen, die Unterbringung in einem Krankenhaus wesentlich zur Legalprävention und die Prägung der Behandlungsatmosphäre durch das Einklagen von Gefangenenrechten zurückgewiesen. Spätestens mit der Novellierung des Rechts der Unterbringung in einem psychiatrischen Krankenhaus kommt der Entscheidung bei der Fortdauer der Unterbringung über zehn Jahre hinaus ein besonderer Stellenwert zu. Die weitere Fortdauer kann dann mit einem alsbald zu erwartenden Behandlungsdurchbruch kaum begründet werden. Stattdessen müssen die Gründe und das Ausmaß der fortbestehenden Gefährlichkeit und deren Art und Erheblichkeit, möglicherweise geeignete Empfangsräume und die Gründe, dass diese bis dahin nicht erprobt werden konnten, sowie die Zustimmung des Betroffenen zu einer Behandlung miteinander in einer Gesamtwürdigung abgewogen werden. Angesichts des Gewichts dieser Fortdauerentscheidung wäre aus hiesiger Sicht eine eigene Gerichtsverhandlung, in der über die Notwendigkeit und die Angemessenheit einer Fortdauer über die 10-Jahres-Frist hinaus entschieden wird, angemessen. Für überdauernd gefährliche Menschen, die einer Behandlung in einem psychiatrischen Krankenhaus selbstbestimmt nicht zustimmen wollen, ist zu prüfen, ob die langfristige Sicherung nicht angemessener unter den Bedingungen einer oben beschriebenen Langzeit-Einrichtung vollzogen werden sollte und ob für diese Betroffenen andere Einrichtungen geschaffen werden müssen, die dem ihnen auferlegtem Freiheitsentzug im Interesse des Schutzes der Allgemeinheit Rechnung tragen.

Literatur

BAG Psychiatrie (2021) Pressemitteilung 29.10.2021: Dramatische Belegungs- und Kapazitätssituation im Maßregelvollzug.

BMJ (2021) Evaluierung des BMJ zur Novellierung des Rechts der Unterbringung gemäß § 63 StGB und zur Änderung anderer Vorschriften vom 16.7.2016.

BVerfG (2011) Beschluss vom 23. März 2011–2 BvR 882/09 –, BVerfGE 128, 282–322 = StV 2012, 94, und vom 12.10.2011 (2 BvR 633/11).

BVerfG (2021) Beschluss vom 08. Juni 2021; 2 BvR 1866/17, 2 BvR 1314/18 Teilweise erfolgreiche Verfassungsbeschwerden zu Zwangsbehandlungen bei Patientenverfügung im Maßregelvollzug.

CEUS Consulting Kerndatensatz im Maßregelvollzug wird seit dem Jahr 2006 in 14 Bundesländern (alle Länder außer Bayern [nimmt inzwischen ebenfalls teil] und Baden-Württemberg) jährlich erhoben. Diese (Online-)Erhebung wird von ceus consulting durchgeführt. Auf dieser Datenbasis werden von ceus consulting jährliche Auswertungen auf Länderebene vorgenommen und vergleichende Ergebnisse den Ländern zur Verfügung gestellt.

DGSP (2022), Feißt et al. (2022) Plädoyer für eine Transformation der Maßregeln der §§ 63 und 64 StGB Organisationale, empirische und rechtspolitische Argumente für eine Änderung des Sanktionenrechts Ein Positionspapier im Auftrag der Deutschen Gesellschaft für Soziale Psychiatrie e.V. Einbeck/Bielefeld/Münster.

Fromberger P, Müller JL (2007) Sollen/Dürfen/Müssen wir forschen? Ethische und juristische Aspekte des Erforschens von forensisch relevanten Störungen. Forensische Psychiatrie, Psychologie und Kriminologie 1: 276–280.

Fromberger P, Schröder S, Bauer L, Siegel B, Tozdan S, Briken P, Buntrock C, Etzler S, Rettenberger M, Leha A, Müller JL (2020) @myTabu-A Placebo Controlled Randomized Trial of a Guided Web-Based Intervention for Individuals Who Sexually Abused Children and Individuals Who Consumed Child Sexual Exploitation Material: A Clinical Study Protocol. Front Psychiatry; 11:575464. doi:10.3389/fpsyt.2020.575464.

Hoare F, Duffy RM (2021) The World Health Organization's QualityRights materials for training, guidance and transformation: Preventing coercion but marginalising psychiatry. Br J Psychiatry 218(5): 240–242. doi: 10.1192/bjp.2021.20.

Jehle JM, Albrecht HJ, Hohmann-Fricke S., Tetal, C. (2016) Legalbewährung nach strafrechtlichen Sanktionen Eine bundesweite Rückfalluntersuchung 2010 bis 2013 und 2004 bis 2013.

Koller M, Müller J (2021) Ein Vorschlag zur Reform des § 64 StGB. Strafverteidiger 41(4): 265–274.

Konrad N (2024) Wie geeignet ist der Strafvollzug für die Aufnahme psychisch kranker Rechtsbrecher? FPPK (18)1: 43–50

Kröber HL (2024) Stärkung des psychiatrischen Maßregelvollzugs – oder Abschaffung?? Die DGSP negiert psychische Krankheit und den Behandlungsanspruch Kranker. FPPK (18)1: 16–24

Leygraf N (2018) Behandlung im Maßregelvollzug. FPPK 12:91–92

Mendez JE (2013) Report oft the Special Rapporteur on torture and other cruel, inhuman or degrading treatment or punishment. 22nd session of the Human Rights Council. Agenda Item 3.

Müller JL (2019) Forschung im Maßregelvollzug – Pro. Ethik Med 31: 245–254. https://doi.org/10.1007/s00481-019-00535-4

Müller JL, Böcker FM, Eusterschulte B et al. (2021) Neuregelung des § 64 StGB aus psychiatrischer Sicht – Positionspapier einer Task-Force der DGPPN. Nervenarzt 92(11): 1155–1162. doi: 10.1007/s00115-021-01109-w.

Müller JL, Saimeh N, Briken P et al. (2017) Standards für die Behandlung im Maßregelvollzug nach §§ 63 und 64 StGB. Interdisziplinäre Task-Force der DGPPN. Der Nervenarzt 88(1): 1–29.

Müller JL, Stolpman G (2015) Legalbewährung nach rechtskräftiger Ablehnung einer nachträglichen Anordnung der Unterbringung in der Sicherungsverwahrung. Monatsschrift für Kriminologie und Strafrechtsreform. 98(1): 35–47.

Müller JL, Stolpmann G, Fromberger P et al. (2013) Legalbewährung nach nicht angeordneter nachträglicher Sicherungsverwahrung – Implikationen für die Neuregelung der Sicherungsverwahrung. Nervenarzt 84: 340–349. doi: 10.1007/s00115-012-3557-y.

Müller, J.L. Wie kann die Unterbringung in einem psychiatrischen Krankenhaus zur Besserung und zur Sicherung mit dem gegenwärtigen Psychiatrieverständnis vereinbart werden?. Forens Psychiatr Psychol Kriminol 16, 205–213 (2022). https://doi.org/10.1007/s11757-022-00726-8

Nitschke, J., Sünkel, Z. & Mokros, A. Die Forensische Präventionsambulanz. Nervenarzt 89, 1054–1062 (2018). https://doi.org/10.1007/s00115-018-0573-6

Pollmächer T (2013) Ordnungspolitische Funktion der Psychiatrie – Kontra. Psychiat Prax 40(6): 305–306.

Pollmächer T, Meyer-Lindenberg (2022) Die Umsetzung der UN-BRK bei nicht selbstbestimmungsfähigen Patienten. Editorial Nervenarzt 22.04.2022. Der Nervenarzt (5) 2022

Querengässer J, Janele D, Schlögl C et al. (2022) Selbstbestimmung und forensische Suchtbehandlung. Der Nervenarzt 93(4): 1–7.

Querengässer J, Schiffer B (2021) Alternativansätze zur Senkung überlanger Verweildauern im Maßregelvollzug gemäß § 63 StGB. Ein Überblick aus Sicht der Versorgungsepidemiologie und Behandlungspraxis. Kriminalpolitische Zeitung 2021(1): 16–24.

Querengässer J, Hein N, Schiffer B (2022) Legalbewährung ehemaliger Maßregelvollzugspatienten nach einer Verhältnismäßigkeitserledigung gem. § 67 d Abs. 6 Strafgesetzbuch. Monatsschrift für Kriminologie und Strafrechtsreform, vol. 105, no. 4, pp. 293–303.

Schmidt C, Nitschke J, Habermeyer E (2021) Forensische Modelle zur Gewaltprävention an der Schnittstelle zur Allgemeinpsychiatrie: der forensisch-psychiatrische Konsildienst. Forens Psychiatr Psychol Kriminol 15: 214–221. doi: 10.1007/s11757-021-00672-x

Schulz T. Hofter C, Müller JL (2017) Prävention sexuellen Missbrauchs. Therapiemanual zur Arbeit mit (potentiellen) Tätern. Beltz Verlag

Seifert D, Klink M. Landwehr S (2018) Rückfalldaten behandelter Patienten im Maßregelvollzug nach § 63 StGB. Forensische Psychiatrie, Psychologie, Kriminologie 12: 136–148.

Steinert T (2013) Ordnungspolitische Funktion der Psychiatrie – Pro. Psychiat Prax 40(6): 304–305.

UN (2014) The Convention on the Rights of Persons with Disabilities: Training Guide. New York: United Nations Publications; 2014.

WHO (2019) WHO QualityRights initiative – Improving quality, promoting human rights. https://www.who.int/mental_health/policy/quality_rights/en/

Zeidler R, Dudeck M, Frank U, Gerlinger G, Hesse D, Muysers J, Pollmächer T, Riedemann C, Sander J, Völlm B, Müller JL (2023) Die Situation des deutschen Maßregelvollzugs – Ergebnisse einer Umfrage der DGPPN. Nervenarzt. 2024 Jan;95(1):1-8. doi: 10.1007/s00115-023-01564-7. Erratum in: Nervenarzt. 2024 Jan;95(1):9. doi: 10.1007/s00115-023-01582-5.

ZEKO (2013) Stellungnahme der Zentralen Kommission zur Wahrung ethischer Grundsätze in der Medizin und ihren Grenzgebieten (Zentrale Ethikkommission) bei der Bundesärztekammer Zwangsbehandlung bei psychischen Erkrankungen Deutsches Ärzteblatt 110(26): A-1334–1338

Zinkler M, von Peter S (2019) Ohne Zwang – ein Konzept für eine ausschließlich unterstützende Psychiatrie. R&P 37: 203–209.

7 Reformüberlegungen der Bundesarbeitsgemeinschaft der Träger Psychiatrischer Krankenhäuser (BAG Psychiatrie)

Tilmann Hollweg

7.1 Einleitung

Die Bundesarbeitsgemeinschaft der Träger psychiatrischer Krankenhäuser (BAG Psychiatrie) ist der bundesweit größte Dachverband der psychiatrisch-psychotherapeutisch-psychosomatischen Fachkrankenhäuser in der Bundesrepublik Deutschland. Ihr gehören kommunale, freigemeinnützige und staatliche Klinikträger mit insgesamt über 65.000 Betten und tagesklinischen Plätzen in allen Bundesländern an. Auf der Frühjahrstagung im Jahre 2022 hat sich die BAG Psychiatrie schwerpunktmäßig mit Herausforderungen des Maßregelvollzuges in Deutschland befasst. Dort wurden auch die Ergebnisse einer Unterarbeitsgruppe Maßregelvollzug der BAG Psychiatrie (Berton et. al. 2022) eingebracht, die auf aktuelle Herausforderungen hinwiesen und mögliche Lösungsansätze aufzeigten. Die nachfolgenden Ausführungen fußen im Wesentlichen auf den Beschlüssen und dem Austausch innerhalb der BAG Psychiatrie und dem Bericht der Unterarbeitsgruppe Maßregelvollzug der BAG Psychiatrie (Berton et al. 2022).

7.2 Nur eine kleine Gruppe von psychisch kranken Menschen neigt zur Gewalt

Psychische Störungen sind in der Bevölkerung häufig anzutreffen. Die 12-Monats-Prävalenz psychischer Störungen in der erwachsenen Allgemeinbevölkerung (18–79 Jahre) liegt bei etwa 28 % (Jacobi et al. 2014, S. 79). Die allermeisten psychisch kranken Menschen neigen nicht zur Gewalt oder Kriminalität. Nur bei einer sehr kleinen Gruppe von psychischen kranken Menschen besteht ein krankheitsbedingtes erhöhtes Delikt- und Gewaltrisiko. Diese Gruppe zeichnet sich durch eine Mehrfachbehinderung, chronischen Krankheitsverlauf, fehlende Krankheitseinsicht und mangelnde Compliance (vgl. auch Schanda 2000, S. 75) aus. Die Krankheitsgeschichten dieser Menschen sind durch häufige Behandlungsabbrüche und komorbiden Substanzmissbrauch gekennzeichnet. Die Lebensgeschichten sind nicht selten durch Gewaltsozialisation geprägt. In Bezug auf Menschen mit einer schizophrenen Erkrankung, die zur Gewalt neigen, bewertet Kröber (2016) gerade letzteren Aspekt als bedeutsam und bringt dies wie folgt auf den Punkt: »Bei psychiatrischen Tätern jedoch scheint die handgreifliche Antwort vorgeprägt zu sein durch frühe und anhaltende biografische Erfahrungen, insbesondere eine Gewaltsozialisation. Die Schwelle zur Gewalt ist deutlich niedriger. Die Psychose schafft das Motiv und den Handlungsdruck, die Sozialisationserfahrung verhilft dem zur Tat.« (Kröber 2016, S. 231).

7.3 Aktuelle Problemfelder im Maßregelvollzug (§ 63 StGB) in Deutschland

Der Maßregelvollzug in Deutschland steht vor großen Herausforderungen. Insbesondere die enorme Überbelegung fast aller forensischen Kliniken in

Deutschland stellt die Mitarbeitenden vor große Herausforderungen. Die Ursachen hierfür sind vielfältig: Die Zuweisungen von Unterbringungen gem. § 64 StGB steigen an, zudem ist ein Wiederanstieg der Unterbringungen gem. § 63 StGB und der vorläufigen Unterbringungen in den letzten Jahren zu beobachten. Die Klinikträger und die forensischen Kliniken berichten über zunehmende Schwierigkeiten, bestimmte Gruppen von Maßregelvollzugspatienten zu entlassen. Letztere Aspekte sind auch vor dem Hintergrund zu sehen, dass sich Teile der gemeindepsychiatrischen Versorgungssysteme für gewalttätige psychisch kranke Menschen nicht für zuständig erklären. Hinzu kommt ein Fachkräftemangel, der sich in den nächsten Jahren noch deutlich verstärken wird.

7.3.1 Unterbringungen gem. § 63 StGB und § 126a StPO steigen wieder an

Zielsetzung des Gesetzes zur Novellierung des Rechts der Unterbringung in einem psychiatrischen Krankenhaus gemäß § 63 StGB, welches am 1. August 2016 in Kraft getreten ist, war es, Unterbringungen gem. § 63 StGB wieder stärker am verfassungsrechtlichen Grundsatz der Verhältnismäßigkeit auszurichten. Zugleich wurde angestrebt, den zuvor seit vielen Jahren zu beobachtenden Anstieg der Zahl der gem. § 63 StGB untergebrachten Personen zumindest zu bremsen, gegebenenfalls diese Zahl sogar abzusenken.

Fünf Jahre nach Inkrafttreten der Neuregelungen wurde vom Bundesministerium der Justiz und für Verbraucherschutz (2021) ein Evaluierungsbericht vorgelegt. Dieser kommt zu dem Ergebnis, dass davon ausgegangen werden kann, dass »durch das Novellierungsgesetz von 2016 (und die im Vorfeld dazu angestoßene Diskussion) der zuvor langjährige Anstieg der Anzahl der nach § 63 StGB untergebrachten Personen nicht nur gebremst, sondern die Anzahl sogar gesenkt werden konnte. Damit hat das Gesetz in der Praxis sowohl sein Mindestziel (Abbremsen des Anstiegs) als auch seine darüberhinausgehende Zielsetzung (Senkung der Zahl der untergebrachten Personen) erreicht.« (BMJV 2021, S. 8).

Dieser Schlussfolgerung des Bundesministeriums kann nicht gefolgt werden. Zum einen zeigt sich, dass die Anordnungen vor der Reform zwischen den Jahren 2007 und 2014 zurückgegangen sind, seit 2015 die Anordnungen gem. § 63 StGB jedoch wieder steigen. Insofern ist dies kaum auf einen Effekt der Gesetzesnovellierung zurückzuführen. Zum anderen erfasst die Evaluation lediglich Daten bis 2019, jedoch nicht darüber hinaus. Auf den Tagungen der BAG Psychiatrie berichtete ein Großteil der anwesenden Träger von weiter steigenden Zahlen sowohl im Bereich des § 63 StGB als auch insbesondere im Bereich der vorläufig Untergebrachten gemäß § 126a StPO. Dass diese so stark ansteigen, spricht eher dafür, dass das Abbremsen des Anstiegs leider nicht gelingt.

Positiv ist jedoch hervorzuheben, dass die Reform und die deutliche Stärkung des Verhältnismäßigkeitsgrundsatzes dazu geführt haben, dass seit 2016 der Anteil der Untergebrachten, deren Unterbringungsdauer an einem Stichtag zehn Jahre und mehr betrug, sich deutlich reduziert hat (Jaschke 2022). In der Folge hat sich auch die durchschnittliche Unterbringungsdauer zu einem Stichtag reduziert, zudem wurde ein weiterer Anstieg der Dauer bei Beendigung der Unterbringung gebremst (Bundesjustizministerium 2021, S. 7).

7.3.2 Zunehmende Schwierigkeiten, bestimmte Gruppen von Maßregelvollzugspatienten zu entlassen

Eine größere Anzahl von Maßregelvollzugspatienten benötigt nach ihrer durch ein Gericht angeordneten Entlassung Hilfen der Eingliederungshilfe, Hilfen in besonderen Lebenslagen, Pflege und/oder psychiatrische Versorgung sowohl niedergelassener Psychiater oder Psychotherapeuten als auch der Kliniken und der sozialpsychiatrischen Versorgung.

Ende der 1980er und Anfang der 1990er Jahre war die Überleitung von Maßregelvollzugspatienten in das gemeindepsychiatrische Versorgungssystem außerordentlich schwierig. Die Zuständigkeit des Maßregelvollzuges endete mit der Entlassung. Die nachsorgenden Institutionen zeigten sich mit der Betreuung von Maßregelvollzugspatienten gerade bei krisenhaften Zuspitzungen überfordert. Die Bereitschaft, forensisch-psychiatrische Patienten zu übernehmen, war dementsprechend gering.

Inzwischen gibt es bundesweit flächendeckend sogenannte forensische Ambulanzen. Sie sind überwiegend den Maßregelvollzugskliniken angegliedert. Mit der Reform der Führungsaufsicht im Jahre 2007 wurden die forensischen Ambulanzen zudem bundesrechtlich normiert. Darüber hinaus wurde die Möglichkeit einer vorübergehenden Unterbringung zur Krisenintervention und zur Gefahrenabwehr bei Personen, deren Unterbringung gem. § 63 oder § 64 StGB zur Bewährung ausgesetzt ist, bundesrechtlich geschaffen (§ 67 h StGB).

Die Etablierung von forensischen Ambulanzen und die Schaffung von Interventionsmöglichkeiten bei Krisen hat die Bereitschaft der gemeindepsychiatrischen Institutionen in der Folgezeit deutlich erhöht, forensisch-psychiatrische Patienten nach Entlassung aufzunehmen und zu betreuen. Oft sind die nachsorgenden Einrichtungen mit der in der Regel sehr gut vorbereiteten Überleitung, der Transparenz und den Unterstützungsleistungen der forensischen Ambulanzen sehr zufrieden. Durch das gute Zusammenspiel zwischen forensisch-psychiatrischen Einrichtungen und dem gemeindepsychiatrischen Versorgungssystem konnte erreicht werden, dass die allermeisten ehemalig im Maßregelvollzug Untergebrachten nach Entlassung ein straffreies Leben in Freiheit führen können.

Es gibt jedoch eine kleinere Gruppe von untergebrachten Personen, bei denen sich die Überleitung nach wie vor als schwierig erweist (Berton et al. 2022). Diese verbleiben unnötig lange im Maßregelvollzug oder werden aus Gründen der Unverhältnismäßigkeit durch Gerichte entlassen.

Als besonders schwierig erweist es sich, Patienten mit den Anlassdelikten einer Sexualstraftat oder Brandstiftung zu vermitteln. Jedoch stoßen auch Einrichtungstäter, die aufgrund eines schwerwiegenden Übergriffs auf Mitbewohnende oder das Personal in einer gemeindepsychiatrischen Einrichtung verurteilt worden sind, auf Vorbehalte. Untergebrachte mit der Diagnose einer sexuellen Präferenzstörung oder auch Intelligenzminderung sind ebenfalls schwierig zu vermitteln, insbesondere dann, wenn diese mit einer der o. g. Straftaten in Zusammenhang steht. Aber auch bei schwer psychosekranken Patienten mit sehr herausfordernden Verhaltensweisen kann eine Vermittlung schwierig sein.

Darüber hinaus bereitet die Konstellation von fehlendem ausländerrechtlichem Aufenthaltstitel und dem damit verbundenen fehlenden Zugang zu Sozialleistungen bei der Konstituierung von Entlassungssettings für Patienten ohne deutsche Staatsbürgerschaft erhebliche Probleme. Im Ergebnis führt dies in diesen Fällen oftmals dazu, dass diese Patienten weiter im Maßregelvollzug verbleiben, obwohl bei ihnen unter einer passenden Betreuung außerhalb der Maßregelvollzugseinrichtung keine Gefahr mehr prognostiziert wird. Das OLG Hamm monierte diese Praxis und führte in einem Beschluss vom 10.01.2013 (Az.: III-4 Ws 379/12) aus, dass fehlende Nachsorgemöglichkeiten sich im Ergebnis nicht zulasten der Betroffenen auswirken und im Einzelfall zu einer faktisch lebenslangen Unterbringung trotz fehlender Verhältnismäßigkeit führen dürfen.

Aufgrund der Rechtsprechung des Bundesverfassungsgerichts werden insbesondere seit dem Jahr 2011 und schließlich mit der Novellierung des Rechts der Unterbringung in einem psychiatrischen Krankenhaus gem. § 63 StGB zum 01.08.2016 zudem zunehmend Untergebrachte entlassen, bei denen aus Gründen der Unverhältnismäßigkeit das Gericht eine Fortsetzung der Unterbringung ablehnt. Den Einrichtungen des Maßregelvollzuges fällt es außerordentlich schwer, für die wegen Unverhältnismäßigkeit zu entlassenden Patienten eine geeignete Nachsorgeeinrichtung zu finden. In Einzelfällen gelingt dies nicht. Diese Menschen stehen – wenn eine Überleitung nicht gelingt – faktisch auf der Straße oder verbleiben, wo dies landesrechtlich möglich ist, dann auf freiwilliger Grundlage im Maßregelvollzug (z.B. in NRW). Ersteres ist sowohl unter menschlichen als auch unter gefährlichkeitsprognostischen Gesichtspunkten äußerst problematisch.

7.3.3 Die Versorgung von gewalttätigen psychisch kranken Menschen: Von der institutionellen Verantwortungsdiffusion zwischen allgemeinpsychiatrischer Versorgungslandschaft und Maßregelvollzug

Der Großteil der forensischen Patienten gem. § 63 StGB wurde vor Aufnahme in einer forensischen Klinik durch eine gemeindepsychiatrische Institution behandelt oder betreut. Beispielsweise waren rund 89 % der in den Kliniken des Landschaftsverbandes Westfalen-Lippe gem. § 63 StGB

Untergebrachten psychiatrisch zuvor behandelt worden. Die vorbehandelten untergebrachten Personen befanden sich in überwiegend stationärer psychiatrischer Behandlung (85%), ein Teil von ihnen wurde zudem zusätzlich oder auch ausschließlich ambulant (29%) betreut (LWL 2022).

Bei einem Teil der Unterbringungen ist auffällig, dass immer wieder die Anlassdelikte auf einer allgemeinpsychiatrischen Station oder z. T. kurz nach einer Entlassung verübt werden.

Das Präventionsfenster während der Vorbehandlung in der Allgemeinpsychiatrie bzw. den gemeindepsychiatrischen Institutionen wurde und konnte in diesen Fällen nicht ausreichend genutzt werden, um eine Unterbringung in der forensischen Psychiatrie zu verhindern. Im Ergebnis kommt es zu einer Verschiebung von Patienten der Allgemeinpsychiatrie zum Maßregelvollzug (siehe auch Dönisch-Seidel et al. 2007, S. 184; Schalast, 2013). Und dies zum Nachteil von Opfern von Gewaltstraftaten durch psychisch kranke Menschen.

Aber was sind die Ursachen für diese Entwicklung? In den letzten Jahrzehnten hat die Gemeindepsychiatrie eine bemerkenswerte Entwicklung gemacht. Angestoßen durch die Psychiatrieenquête wurden die Langzeitunterbringungen in der Allgemeinpsychiatrie abgebaut, die Verweildauern reduzierten sich für die Akutbehandlung auf wenige Wochen. Damit einher gingen eine Ambulantisierung und der Aufbau von komplementären Diensten und Angeboten. Offene statt geschlossener Türen, eine Behandlung möglichst ohne Zwang und auf Augenhöhe kennzeichneten diese Entwicklung in der Allgemeinpsychiatrie. In vielen Bundesländern wurden die Psychisch-Kranken-Gesetze vor dem Hintergrund dieser Entwicklung verändert. Damit einhergehend wurden oft die Hürden für eine zwangsweise Unterbringung deutlich angehoben.

Die Entwicklung in der gemeindepsychiatrischen Versorgung ist grundsätzlich begrüßenswert. Problematisch ist jedoch, dass auf der anderen Seite eine zunehmende Tendenz zu beobachten ist, dass sich Teile der gemeindepsychiatrischen Versorgungssysteme für potenziell gewalttätige psychisch kranke Menschen nicht für zuständig erklären.

Man kann sich des Eindrucks nicht erwehren, dass bei psychisch kranken Patienten, die zur Gewalt neigen, die gemeindepsychiatrischen Institutionen wegschauen und sich lieber nicht um diese sicherlich nicht einfach zu behandelnden Patienten kümmern. Es findet sich oftmals kein passendes Setting in der Eingliederungshilfe und auch die Gesundheitsämter und die Allgemeinpsychiatrie erklären sich für nicht zuständig; der Patient verbleibt unterversorgt, bis schließlich nach einem Delikt die Unterbringung in einer Forensik erfolgt; alle atmen auf bis auf das bzw. die Opfer und die forensische Psychiatrie. Auch die Arbeitsgruppe Psychiatrie der Arbeitsgemeinschaft der Obersten Landesgesundheitsbehörden (2017) verweist darauf, dass die zunehmende Öffnung und methodische Ausdifferenzierung des Hilfesystems die Gefahr birgt, »dass Menschen mit dem Bedarf an einer integrierten und komplexen Versorgung keine adäquaten gemeindenahen Angebote finden« (S. 70). Aufgrund dieses Mangels würden sie häufig in wohnortfernen und (fakultativ) geschlossenen Eingliederungshilfeeinrichtungen untergebracht oder bei Straftaten aus der Allgemeinpsychiatrie in die Forensik überführt.

Pollmächer (2016) vertritt die Ansicht, dass die Gefährdung Dritter »weder aus medizinischer noch aus juristischer Perspektive ein überzeugender Rechtfertigungsgrund für die Unterbringung in einem psychiatrischen Akutkrankenhaus ist« (S. 11). Dies gelte insbesondere bei einwilligungsfähigen Patienten, die kein eigenes Behandlungsinteresse haben und bei denen die öffentlich-rechtliche Unterbringung ausschließlich dem Wohl Dritter dient. Im Übrigen verweist Pollmächer (2016, S. 11) auch auf die UN-Behindertenrechtskonvention, die Ungleichbehandlung aufgrund einer Behinderung verbiete. Dieser Haltung wurde wiederholt widersprochen. Es wird darauf hingewiesen, dass viele der Patienten krankheitsbedingt in ihrer freien Willensbestimmung ja gerade eingeschränkt seien und sie eben deshalb als Konsequenz von Straftaten von forensischer Unterbringung bedroht seien (Schalast 2012, S. 182; Schalast 2016, S. 11). Gefordert wird stattdessen, dass die gemeindepsychiatrischen Institutionen gewährleisten sollten, dass »schwer kranke, stationär therapiebedürftige Menschen, von denen erkennbar Risiken ausgehen, auf geeigneten Stationen ausreichend lange behandelt werden« (Schalast 2012, S. 184).

7.3.4 Belegungszuwächse im Maßregelvollzug treffen auf schwierige Fachkräftegewinnung

Durch die o. g. Entwicklungen, aber insbesondere durch die deutlich gestiegenen Zuweisungen im Bereich des § 64 StGB sind die meisten forensischen Kliniken in Deutschland z.T. dramatisch überbelegt. Die meisten Bundesländer versuchen durch Ausweitung der Unterbringungsmöglichkeiten bei den bestehenden Kliniken oder durch Neubauten die Unterbringungsplätze deutlich auszuweiten.

Immer mehr Personal muss für die Betreuung der Patienten gewonnen werden. Die Träger und Kliniken haben jedoch immer mehr Schwierigkeiten, geeignetes Personal zu finden, da im gesamten Gesundheitsbereich bereits jetzt ein eklatanter Fachkräftemangel vorherrscht. Zudem gibt es auch in Gesundheitsberufen Vorbehalte gegenüber einer Tätigkeit in forensischen Einrichtungen. Die Träger und Kliniken versuchen dem mit umfassenden Recruitingkampagnen zu begegnen. Dennoch wird es auch vor dem Hintergrund der demografischen Entwicklungen – die Babyboomer gehen in den nächsten zehn Jahren in Rente – immer schwieriger werden, Personal zu finden. Es ist zu befürchten, dass ein Teil der neu errichteten Gebäude oder Kliniken nicht oder nur sukzessive in Betrieb genommen werden, da schlicht nicht ausreichend Personal vorhanden ist, um die untergebrachten Personen zu behandeln und zu sichern.

7.4 Ansätze und Ideen für eine Vermeidung der Anordnung der Maßregel der Besserung und Sicherung sowie für eine Weiterentwicklung der Wiedereingliederung von Maßregelvollzugspatienten aus Sicht der BAG Psychiatrie

Um die schon seit vielen Jahren überbelegten Maßregelvollzugseinrichtungen zu entlasten und die Wiedereingliederung auch von schwierig zu vermittelnden forensisch untergebrachten Patienten zu erleichtern, könnten nach Ansicht der BAG Psychiatrie folgende Wege zielführend sein (siehe auch Berton 2022):

7.4.1 Prävention stärken, Straftaten verhindern und forensische Unterbringungen vermeiden

Die Etablierung von sogenannten Präventionsambulanzen, z.B. in Ansbach (Nitschke et al. 2018; Bezirkskliniken Mittelfranken 2022) oder Zürich (Schmidt et al. 2021), kann dazu beitragen, dass Menschen, die an einer psychischen Krankheit leiden und zu Gewalt neigen, frühzeitig und umfassend behandelt werden. Ziel der Präventionsambulanzen ist es, Straftaten zu verhindern und Betroffenen ein möglichst normales Leben zu ermöglichen.

In der Präventionsambulanz Ansbach der Bezirkskliniken Mittelfranken nimmt beispielsweise ein interdisziplinäres Team Personen u.a. mit Erkrankungen aus dem schizophrenen Formenkreis und/oder schweren Persönlichkeitsstörungen mit einem erhöhten Risiko für erhebliche strafrechtlich relevante Verhaltensweisen in den Blick und bietet diesen Menschen ein vielfältiges Therapieprogramm an. Die Angebote umfassen Einzel- und Gruppentherapien, fachärztliche und psychotherapeutische Behandlung, aber auch Unterstützung und Beratung im Alltag unter Einbeziehung der Familie.

Ein anderer Ansatz besteht bei Vitos in Hessen (siehe auch Berton et al. 2022): Das seit 30 Jahren bestehende hessische forensisch-psychiatrische Nachsorgesystem begleitet primär aktiv zu entlassende und bedingt entlassene Patienten des Maßregelvollzugs in der Phase der Entlassungserprobung (analog Dauerbeurlaubung) und der Führungsaufsicht. Daneben hat sich die zeitlich begrenzte und inhaltlich klar beschriebene Öffnung der primär spezifisch forensischen Angebote auch für Menschen, die bisher (noch) nicht mit der Forensik in Berührung gekommen waren, als Präventionsansatz etabliert. Mitfinanziert über das Land als Kostenträger der forensischen Nachsorge war es so möglich, dem Wiedereingliederungssystem Angebote zu machen, deren »schwierige« Klientel vorübergehend mit dem forensischen Hintergrundwissen an Risikoeinschätzung und Risikomanagementoptionen mitzubetreuen.

7.4.2 Erweiterung der Angebotsvielfalt im Maßregelvollzug

Wie bereits eingangs erwähnt, sind Vorreiter der Erweiterung der Angebotsvielfalt in den letzten zwei Jahrzehnten die allgemeinpsychiatrischen Zentren und Kliniken gewesen. Stationäre Plätze wurden abgebaut, teilstationäre und ambulante Versorgungsstrukturen aufgebaut. In den letzten Jahrzehnten sind verstärkt dezentral verortet bundesweit Tageskliniken und Institutsambulanzen in die Versorgungslandschaft mit aufgenommen worden. Seit dem Jahre 2013 hat der Gesetzgeber mit den §§ 63 und 64b im SGB V zudem die Möglichkeit eröffnet, sektorübergreifende Versorgungsangebote von Seiten der Kliniken ins Leben zu rufen. Aus den Erfahrungen und Erkenntnissen der Modellkliniken heraus sind weitere Elemente wie Home Treatment und die stationsäquivalente Behandlung (StäB) hinzugekommen. Im Kontext der Corona-Pandemie sind digitale Formen der Leistungserbringung wie Videosprechstunde oder therapeutisch unterstützende Softwareprodukte verstärkt in den Behandlungsalltag aufgenommen worden. All diese aus der Versorgungspsychiatrie über alle Fachgebiete hinweg heraus bekannten Behandlungsangebote könnten auch für die Weiterentwicklung des Maßregelvollzuges wichtig sein.

Die §§ 63 und 64 StGB sehen die Unterbringung in einem psychiatrischen Krankenhaus und in einer Entziehungsanstalt vor. Es ist nicht explizit eine *stationäre* Unterbringung aufgeführt. Aus diesem Verständnis heraus sollten alle Angebote der stationären, teilstationären und ambulanten Angebote – wie sie auch in einem (allgemein-)psychiatrischen Krankenhaus vorgehalten werden – grundsätzlich auch forensischen Patienten zur Verfügung stehen. Sofern dies aus gefährlichkeitsprognostischer Sicht vertretbar ist, können bereits im frühen Stadium der Behandlung – in Einzelfällen sogar von Anfang der Unterbringung an – teilstationäre und ambulante Angebote eine stationäre Unterbringung ersetzen.

Einige Maßregelvollzugsgesetze der Länder bieten schon heute die Möglichkeit derartiger Erweiterungen der Angebotsvielfalt, in NRW ist dies sogar in dem neuen Strafrechtsbezogenen Unterbringungsgesetz (§ 47 StrUG) explizit erwähnt. In anderen Bundesländern müssen hierfür die gesetzlichen Grundlagen noch geschaffen werden. Voraussetzung sind ferner verbindliche Kostenerstattungsregelungen durch die Länder.

Auch aufgrund von medienrelevanten Ausbrüchen oder sonstigen Zwischenfällen ist in den letzten Jahrzehnten im Bereich des Maßregelvollzugs eine konträre Entwicklung zu beobachten. Der Maßregelvollzug wurde zunehmend geschlossener und hochgesicherter, und dies oftmals unabhängig vom tatsächlichen Sicherungsbedarf der einzelnen Patienten. Diese Entwicklung sollte gestoppt werden. Für alle forensischen Patienten kann es außerordentlich hilfreich sein, wenn sie, sofern es die Sicherheitserfordernisse erlauben, auf offenen Stationen des Maßregelvollzuges, im Rahmen von Tageskliniken oder in sonstigen ambulanten Formen (ambulante Intensivbetreuung, Home Treatment etc.) im Rahmen einer erfolgreichen Rehabilitation behandelt werden. Andere Länder machen uns vor, dass und wie das gehen kann, z. B. Italien (Hechsel und Kammeier 2021) oder auch die Niederlande (Kröger 2005). Die offenen Formen erleichtern die Übergänge in die Gemeindepsychiatrie.

7.4.3 Schaffung von Wiedereingliederungseinrichtungen in enger Kooperation von Wiedereingliederungshilfe und Maßregelvollzug

Für einen Teil der oben genannten Patienten kann es sinnvoll sein, dass sie zunächst kliniknah in einem Wohnheim oder einer Einrichtung untergebracht sind, die eng mit dem Maßregelvollzug kooperiert bzw. unter der Trägerschaft der psychiatrischen bzw. forensischen Einrichtung steht. Dabei ist wichtig, dass die Institution als Eingliederungseinrichtung konzeptioniert wird, um den Übergang in eine Wiedereingliederungseinrichtung eines anderen Trägers zu erleichtern. Positive Beispiele aus der Pfalz, Schleswig-Holstein und Westfalen-Lippe zeigen, dass diese Form des Überganges gerade für sehr schwierig zu vermittelnde Patienten ein guter Weg in ein Leben in Freiheit ohne Straftaten sein kann.

Der Grundgedanke des *Halfway-Houses (HWH) des Pfalzklinikums* ist es, mit den Menschen eine Perspektive zu erarbeiten, und dies beginnt bereits am ersten Tag des Einzugs. Die zehn Wohnplätze sind in ein Wohnangebot der Eingliederungshilfe am Standort Klingenmünster in das Regelangebot der Eingliederungshilfe eingestreut. Der Aufenthalt ist auf zwei Jahre befristet. Es werden dauerbeurlaubte und entlassene Patienten des Maßregelvollzugs aufgenommen, vor allem aus dem Bereich des § 63 StGB. Ein Schwerpunkt der Assistenz für diese Menschen ist es, die durch das forensische System entstandene Hospitalisierung aufzulösen und eigene Wünsche, Lebenspläne und Zielsetzungen zu entwickeln und umzusetzen. Das auf Integration und Kooperation ausgerichtete Angebot verdeutlicht, wie taktgebend das Regelwerk des Maßregelvollzugs insbesondere für dauerbeurlaubte Patienten ist und welche Herausforderungen sich ergeben. Andererseits bietet die räumliche und konzeptionelle Nähe zur forensischen Klinik die Möglichkeit, bei eskalierenden Situationen schnell reagieren zu können, was wiederum das Risiko für die Eingliederungseinrichtung minimiert. Eine Besonderheit ist die hybride Finanzierungssystematik des Halfway-Houses.

Einem Belegungsanstieg wegen fehlender nachbetreuender Plätze, z. B. in Einrichtungen der Eingliederungshilfe, bzw. der fehlenden Bereitschaft,

Patienten aus dem Maßregelvollzug aufzunehmen, begegnete der Träger des *AMEOS Klinikums für Forensische Psychiatrie und Psychotherapie* mit Unterstützung des Schleswig-Holsteinischen Sozialministeriums u. a. mit dem Aufbau eigener spezialisierter Nachsorgeeinrichtungen im Rahmen der Eingliederungshilfe (stationär, teilstationär, ambulant) in der Nähe der forensischen Klinik. Zu den Einrichtungen der Eingliederungshilfe für Patienten aus dem Maßregelvollzug gehören eine offene stationäre Eingliederungshilfeeinrichtung, eine geschlossene stationäre Eingliederungshilfeeinrichtung, teilstationäre Wohnplätze (Eingliederungshilfeleistungen am Tag) und ambulante Wohnangebote (auf dem Areal und extern). Die Verweildauern in der Maßregelvollzugsklinik konnten über einen mehrjährigen Zeitraum deutlich reduziert werden, insbesondere konnten Patienten mit sehr langen Verweildauern bevorzugt entlassen werden, auch weil z. T. individualisierte Nachsorgeangebote entwickelt werden konnten. Durch die Entlassung der Patienten in die nachbetreuenden Eingliederungshilfeeinrichtungen des Trägers AMEOS wurden die Sozialhilfeträger der ehemaligen Heimatkreise z. T. wieder zuständig. Daraus erfolgte u. a. das Interesse der Heimatkreise, im Rahmen der zuständigen Hilfeplanung auch spezialisierte Betreuungsangebote im Heimatkreis zu schaffen.

In Kooperation mit dem *LWL-Wohnverbund Marsberg* ist es dem Landschaftsverband Westfalen-Lippe (LWL) im Jahre 2008 gelungen, eine größere fakultativ geschlossene Einrichtung für intensiv zu betreuende und schwer zu vermittelnde beurlaubte Maßregelvollzugspatienten und aus der Unterbringung Entlassene (meist schwer chronifizierte Untergebrachte mit schwersten Psychoseerkrankungen) zu schaffen. Diese Patienten bzw. Bewohner zeigen ein sehr herausforderndes Verhalten und bedürfen einer intensiven Betreuung. Zusätzlich ist eine offen geführte Wohngruppe mit insg. sechs Plätzen an diese Wohneinheit angebunden. Bei beurlaubten Patienten ist der Maßregelvollzug Kostenträger, nach der Entlassung aus dem Maßregelvollzug die Eingliederungshilfe. Der überwiegende Teil der dort aufgenommenen Nutzer hat von dem neuen Wohnumfeld profitiert und konnte nach einer längeren Phase der Betreuung in weiterführende offene Wohneinheiten oder in das Einzelwohnen vermittelt werden.

Die Verbundzentrale des *Landschaftsverbandes Rheinland (LVR)* hat die *LVR-Kliniken* und den *Verbund heilpädagogischer Hilfen* in Zielvereinbarungen verpflichtet, dass die LVR-Kliniken Patienten des Maßregelvollzugs in den Einrichtungen des Verbundes der heilpädagogischen Hilfen vorstellen und der Verbund für diese Personen Betreuungsangebote entwickelt. Durch die gemeinsame Entwicklung von qualifizierten Überleitungsprozessen zwischen den Maßregelvollzugsabteilungen und dem heilpädagogischen Netz konnte die Zahl der Personen, die aus dem Maßregelvollzug in die Versorgungsangebote der heilpädagogischen Hilfen des LVR vermittelt wurden, deutlich verbessert werden. Förderlich für die Zusammenarbeit waren unter anderem gegenseitige Hospitationen sowie verbindliche Absprachen zur Wiederaufnahme von unter Führungsaufsicht stehenden Personen durch die Maßregelvollzugseinrichtungen in Krisensituationen.

7.4.4 Verbindliche Kooperationen und regionale (Selbst-)Versorgungsverpflichtung

Eine stärkere und strukturiertere Vernetzung zwischen Maßregelvollzug und der Gemeindepsychiatrie kann ebenfalls ein wichtiger Baustein für eine gelungene wohnortnahe Wiedereingliederung von forensischen Patienten sein. Erfolgreich ist dieses vor allem, wenn die Kooperation verbindlich ist und mit einer (Selbst-)Verpflichtung einhergeht, für alle zu entlassenden Maßregelvollzugspatienten eine heimatnahe Versorgung zu gewährleisten. § 94 SGB IX hebt hervor, dass die Länder auf flächendeckende, bedarfsdeckende, am Sozialraum orientierte und inklusiv ausgerichtete Angebote von Leistungsanbietern hinzuwirken und die Träger der Eingliederungshilfe bei der Umsetzung ihres Sicherstellungsauftrages zu unterstützen haben. Diese gesetzliche Grundlage könnte ein Weg sein, derartige Kooperationen verbindlicher in den Bundesländern zu verankern und die (Selbst-)Verpflichtung in der Gemeindepsychiatrie zu befördern.

Einige Träger haben verschiedene Modelle zur stärkeren Vernetzung mit den gemeindepsychiatrischen Versorgungssystemen erprobt. Diese werden im Folgenden kurz dargestellt.

Runde Tische beim Landschaftsverband-Westfalen-Lippe (LWL)

Mit der Zielsetzung einer verbindlichen Koordination bei der Wiedereingliederung schwierig zu vermittelnder Maßregelvollzugspatienten wurden beim LWL seit dem Jahre 2018 sogenannte Runde Tische zur Entlassplanung eingerichtet.

Zunächst stand im Vordergrund die Vermittlung der Entlassplanung von wegen Unverhältnismäßigkeit zu Entlassender. Dieses wurde inzwischen auf die unter ▶ Kap. 7.3.2 beschriebenen Gruppen ausgeweitet. Der Runde Tisch tagt regelmäßig. Beteiligt sind die LWL-Maßregelvollzugsabteilung Westfalen, die zuständige LWL-Maßregelvollzugsklinik, das LWL-Inklusionsamt soziale Teilhabe als Kostenträger, die örtliche allgemeinpsychiatrische (LWL-)Klinik, frei gemeinnützige Anbieter aus der Region und die örtlich zuständige Psychiatriekoordination. Die Geschäftsführung des Runden Tisches liegt in den Händen der LWL-Maßregelvollzugsabteilung Westfalen. Ein Teil der beim Runden Tisch vorgestellten Patienten konnte erfolgreich vermittelt werden.

Forensikkoordinatoren in den Mitgliedskörperschaften des Landschaftsverbandes Rheinland (LVR)

Die inzwischen aufgelöste Behörde des Landesbeauftragten für den Maßregelvollzug NRW hatte ein Projekt aufgelegt, um im Rheinland die forensischen Einrichtungen, die Anbieter von Wohn- und Betreuungsformen der Gemeindepsychiatrie und die Kommunen enger miteinander zu vernetzen.

In jedem Kreis bzw. in jeder kreisfreien Stadt des Rheinlands wurde von der Kommune eine Ansprechperson benannt, an die sich die forensischen Einrichtungen wenden können, wenn eine Person in das entsprechende Gemeindegebiet entlassen werden soll. Die forensischen Einrichtungen können diese Forensikkoordinatoren ansprechen, die dann den Kontakt zu den Anbietern der Gemeindepsychiatrie in der Gemeinde herstellen. Zum Teil, wie z.B. in Köln, ist es gelungen, regelmäßige Runde Tische zu etablieren, in denen im Rahmen von Fallkonferenzen zur Entlassung anstehende Personen vorgestellt werden können. Darüber hinaus ist unter dem

Aspekt der regionalen Versorgung versucht worden, die Versorger in der Gemeindepsychiatrie einer Kommune davon zu überzeugen, dass sie in der Verantwortung für die Pflichtversorgung aller Personen in der Gemeinde – einschließlich der ehemaligen Maßregelvollzugspatienten aus ihrer Region – stehen. Die Bereitschaft zu einer solchen Selbstverpflichtung war bei den betroffenen Anbietern von außerklinischen Versorgungsangeboten allerdings eher gering.

Gemeindepsychiatrischer Verbund Stuttgart

Die Integration von forensischen Patienten ist auch beim Stuttgarter gemeindepsychiatrischen Verbund geregelt. Seit 2004 gibt es eine verbindliche Kooperationsvereinbarung. Die Leitlinien des gemeindepsychiatrischen Verbundes in Stuttgart sind: »Niemand kann's allein – keiner darf verloren gehen« (Obert 2022). Die regionale Versorgungsverpflichtung schließt die forensische Psychiatrie mit ein.

7.5 Fazit

Aus Sicht der BAG Psychiatrie ist aktuell keine gesetzliche Novellierung des § 63 StGB erforderlich. Sinnvoller wäre es, durch eine bessere Prävention und engeren Verzahnung des Maßregelvollzuges mit den Versorgungssystemen der Gemeindepsychiatrie, Unterbringungen von psychisch kranken Menschen, die zur Gewalt neigen, zu vermeiden und die Unterbringungszeiten im MRV zu reduzieren.

Spätestens mit der Umsetzung der UN-Behindertenrechtskonvention und der Etablierung von Menschenrechtsstandards über alle Rechtskreise hinweg ist es zwingend notwendig, die Sonderrolle der Versorgung, Behandlung und Begleitung von Patienten im Maßregelvollzug aufzuheben und sich an den Entwicklungen in der psychosozialen Versorgung und der Sicherstellung von Teilhabe für Menschen mit psychischen Beeinträchtigungen zu orientieren. Die BAG Psychiatrie sieht großes Potenzial in der Nutzung und Übersetzung psychosozialer Innovationen, die sich in den Versorgungs- und Angebotssystemen der psychiatrischen und gemeindepsychiatrischen Bereiche in den letzten Jahrzehnten entwickelt haben. Hier kann und muss auch die internationale Erfahrung einbezogen werden. Es empfiehlt sich daher, in der weiteren Entwicklung mehr auf die Gemeinsamkeiten der verschiedenen Versorgungsbereiche (Maßregelvollzug, Allgemeinpsychiatrie und Gemeindepsychiatrie) zu achten als die Besonderheiten des eigenen Verantwortungsbereiches zu betonen und die selbst auferlegten institutionellen und professionellen Grenzen aufzuzeigen. Nur durch gemeinsame Perspektiven können die sozialrechtlichen Hürden überwunden werden.

Literatur

Arbeitsgruppe Psychiatrie der Arbeitsgemeinschaft der obersten Landesgesundheitsbehörden (2017) Weiterentwicklung der psychiatrischen Versorgungsstrukturen in Deutschland. Bestandaufnahme und Perspektiven. Bericht der AG Psychiatrie der AOLG mit den Schwerpunktthemen »Inklusion –Auftrag und Umsetzung, Trialog und Selbsthilfe« und »Zusammenhang Maßregelvollzug und Allgemeinpsychiatrie«. (https://www.gmkonline.de/beschluesse_oeffentl/90-GMK-Beschluss-Anlage-TOP-10-2.pdf, Zugriff am 02.01.2023).
Berton R, Bomke P, Dieckmann M et al. (2022) Überleitung von Maßregelvollzugspatient:innen mit hohem Betreuungsbedarf in die Gemeindepsychiatrie – Herausforderungen und Lösungsansätze. Kassel: unveröffentlichter Bericht.
Bezirkskliniken Mittelfranken (2022) Präventionsambulanz Ansbach – Stopp die Gewalt in Dir! (https://www.bezirkskliniken-mfr.de/fachbereiche/praeventionsambulanz, Zugriff am 30.12.2022).
Bundesministerium der Justiz und für Verbraucherschutz (2021) Evaluationsbericht des Bundesministeriums der Justiz und für Verbraucherschutz zur Wirksamkeit des Gesetzes zur Novellierung des Rechts der Unterbringung in einem psychiatrischen Krankenhaus gemäß § 63 StGB. (https://www.bmj.de/SharedDocs/Gesetzgebungsverfahren/DE/Novellierung_Unterbringung_psychiatrischen_Krankenhaus_63_StGB.html, Zugriff am 29.12.2022).

Dönisch-Seidel U, van Treek, B, Geelen A, Siebert M, Rahn E, Schwerbaum N, Kutscher SU (2007) Zur Vernetzung von forensischer Psychiatrie und Allgemeinpsychiatrie, R & P, 25, 4, 184–188

Hechsel H, Kammeier H (2021) (Hrsg.) Offene Formen der Forensik. Ein deutsch-italienischer Erfahrungsaustausch. Lengerich: Pabst Science Publishers.

Jacobi F, Höfler M, Strehle J et al. (2014) Psychische Störungen in der Allgemeinbevölkerung. Studie zur Gesundheit Erwachsener in Deutschland und ihr Zusatzmodul Psychische Gesundheit (DEGS1-MH). Nervenarzt 85: 77–87.

Jaschke H (2022) Kerndatensatz im Maßregelvollzug, Teil 2: Tabellenband 2020 mit Zeitreihen ab 2010 Version: 15.3.2022 / V1.

Landschaftsverband Westfalen-Lippe (2022). Vorbehandlung von Maßregelvollzugspatient:innen. Daten aus dem Krankenhausinformationssystem (KIS). Stichtag 01.03.2022. Münster: Unveröffentlichter Bericht.

Kröber H-L (2016) Gewalttaten psychischer Kranker. Ist die Allgemeinpsychiatrie zuständig oder die forensische Psychiatrie? Forens Psychiatr Psycholo Krimino 10: 227–232.

Kröger U (2005) Transmurale Behandlung im Maßregelvollzug in den Niederlanden. In: Wischka B, Rehder U, Specht F et al. (Hrsg.) Sozialtherapie im Justizvollzug. Lingen: Kriminalpädagogischer Verlag. S. 368–382.

Nitschke J, Sünkel Z, Mokros A (2018) Die Forensische Präventionsambulanz. Modellprojekt zur Vermeidung von Gewalttaten im Rahmen psychischer Erkrankungen. Nervenarzt 89(9): 1054–1062.

Obert K (2022) Forensische Nachsorge im Zeichen des BTHG – Durchbruch bei der Inklusion. Vortrag auf der Eickelborner Fachtagung 2022.

Pollmächer T (2016) »Gefährdung Dritter als Rechtfertigung einer öffentlich-rechtlichen Unterbringung psychisch Kranker?« – Kontra. Psychiat Prax 43: 11–12.

Schalast N (2012) Delinquenzrisiken psychisch Kranker und stationäre Behandlung. R&P 30: 179–185.

Schalast N (2016) »Gefährdung Dritter als Rechtfertigung einer öffentlich-rechtlichen Unterbringung psychisch Kranker?« – Pro. Psychiat Prax 43: 10–11.

Schanda H (2000) Probleme bei der Versorgung psychisch kranker Rechtsbrecher – ein Problem der Allgemeinpsychiatrie?. Psychiat Prax 27: 72–76.

Schmidt C, Nitschke J, Habermeyer E (2021) Forensische Modelle zur Gewaltprävention an der Schnittstelle zur Allgemeinpsychiatrie: der forensisch-psychiatrische Konsildienst. Forens Psychiatr. Psychol Kriminol 15: 214–221.

Teil IV Ökonomische Aspekte

8 Die Kosten der verstärkten Kontrolle – Finanzierungsrelevanter Einfluss der Novellierung des § 63 StGB

Ramon Krüger

8.1 Einleitung

Untergebrachte im Maßregelvollzug, die trotz gerichtlich verneinter Schuldfähigkeit ein Höchstmaß an Freiheitsentzug hinnehmen müssen, erbringen nach rechtlicher Auffassung ein Sonderopfer für die Gesellschaft. Dieses Sonderopfer ist nach deutschem Recht durch größtmögliche Freiheiten im Rahmen der Unterbringung anzuerkennen. Größtmögliche Sicherheit erwartet gleichzeitig die Gesellschaft, die vor weiteren gravierenden Straftaten zu schützen ist.

Diese Abwägung ist für Einrichtungen des Maßregelvollzugs nichts Neues – sie bestimmt das alltägliche Handeln insbesondere der mit der Behandlung und Sicherung betrauten Therapeutinnen und Therapeuten. Deutlich mehr Freiheit und Selbstbestimmung im Rahmen der Unterbringung fordert die jüngere Rechtsprechung und Gesetzgebung. Auch die Dauer der Maßregel soll nach gesetzgeberischem Willen reduziert werden, im Einzelfall auch gegen die Einschätzung der Behandelnden. Lockerungen oder Aufhebungen des Freiheitsentzuges gelten fortan als Regelfall – deren Beibehaltung ist die zu rechtfertigende Ausnahme.

Diese Veränderungen erzeugen in der Praxis einen erheblichen Mehraufwand, der sich nicht zuletzt auch in höheren Kosten für die Unterbringung im Maßregelvollzug bemerkbar macht. Diese zusätzlichen Kosten finden vielerorts noch keine explizite Kompensation in der Finanzierung durch die Länder – womöglich auch, weil bei der Novellierung deren Finanzierungsrelevanz nicht berücksichtigt wurde.

So erscheint es überfällig, die umfassenden rechtlichen Veränderungen aus Finanzierungssicht zu bewerten. Hierfür sollen in diesem Beitrag die

Anforderungen der Rechtsprechung und Gesetzgebung auf ihren praktischen Mehraufwand untersucht werden. Die daraus resultierenden Mehrkosten sind möglichst zu quantifizieren, um die Frage nach ihrer Refinanzierung zu beantworten.

Auf dieser Grundlage ist festzustellen, dass hohe Anforderungen an Behandlung, Selbstbestimmung und Teilhabe notwendigerweise nur über deren Refinanzierung erreichbar sind. Hierbei darf auch der Einfluss von finanziellen Anreizen nicht unterschätzt werden – (Fehl-)Anreize können die praktische Umsetzung von Politikzielen hemmen oder sogar verhindern. Zweifelsfrei lohnt es sich hierbei auch, die aktuellen Finanzierungsansätze kritisch zu hinterfragen und Alternativen aufzuzeigen.

Ziel der Diskussion – auch wenn dieser Betrag hierfür nur Anregungen geben kann – ist eine Finanzierung, die grund- und menschenrechtlich erwünschte Behandlungsqualität genauso wie Selbstbestimmung und Teilhabe der Untergebrachten im Maßregelvollzug ermöglicht und befördert und gleichzeitig einen hohen Sicherheitsstandard garantiert. Denn nur eine Finanzierung nach diesen Maßstäben scheint den eingangs angedeuteten Scheinkonflikt von Freiheits- und Sicherheitsinteressen aufzulösen. Ein Sonderopfer könnte schließlich auch besonderer Finanzierung bedürfen.

8.2 Steigende Anforderungen an den Maßregelvollzug

Die Diskussion um Freiheits- oder Selbstbestimmungsrechte auf der einen Seite und die Schutzpflicht hochrangiger Rechtsgüter auf der anderen Seite ist keine neue und betrifft nicht nur den Maßregelvollzug. Begründet liegen einige der Veränderungen im Völker- und Europarecht. Als wegweisende Vertragswerke sind hier die UN-Behindertenrechtskonvention sowie die Europäische Menschenrechtskonvention (EMRK) anzuführen. Im deutschen Recht wurde ein steigender grund- und menschenrechtlicher

Fokus auf Selbstbestimmung sowie auf Freiheitsrechte angestoßen durch Grundsatzentscheidungen im Bereich des Maßregelvollzugs. Diese und folgende höchstrichterliche Entscheidungen sowie die daraus resultierende Gesetzgebung sollen im Folgenden hinsichtlich ihrer konkreten Anforderungen an die Behandlungs- und Sicherungspraxis im Maßregelvollzug untersucht werden.

8.2.1 Rechtsprechung

Konkrete Anforderungen an die Praxis lassen sich primär aus den zwei folgenden Grundsatzentscheidungen ableiten:

BVerfG vom 04.05.2011 (2 BvR 2365/09 – Rn. [1–178]) = NJW 2011, 1931 = R&P 2011, 177

Dieser Beschluss des Bundesverfassungsgerichts bezieht sich originär auf die Ausgestaltung der Sicherungsverwahrung. Im Sinne eines »Erst-Recht-Schlusses« muss sich der Maßregelvollzug an den formulierten Mindestanforderungen messen lassen, die aus den Grundsätzen der EMRK abgeleitet werden. Im Wesentlichen lassen sich aus dem Beschluss eine strikte Verhältnismäßigkeitsprüfung für Maßregeln ableiten sowie die Anforderung, über den Entzug der »äußeren Freiheit« hinaus jede weitere Einschränkung zu vermeiden. Dem rein präventiven Charakter der Maßregel ist in erster Linie durch einen »freiheitsorientierten und therapiegerichteten Vollzug« Rechnung zu tragen. Die Perspektive der Wiedererlangung der Freiheit muss nach Auslegung des Gerichts sichtlich die Praxis der Unterbringung bestimmen.

Konkreter formuliert das BVerfG folgende Mindestanforderungen an Behandlung und Unterbringung:

- Umfassende Behandlungsuntersuchung zu Beginn des Vollzugs inklusive Gefährlichkeitsanalyse
- Erstellung und fortlaufende Aktualisierung eines Vollzugsplans mit konkreter Benennung der Maßnahmen zur Reduktion von Risikofaktoren und Wiedererlangung der Freiheit

- Zügige und konsequente Umsetzung der Maßnahmen und intensive und individuelle Betreuung durch ein multidisziplinäres Team qualifizierter Fachkräfte
- Notwendigenfalls ein über das standardisierte Angebot der Einrichtungen hinausgehendes, individuell zugeschnittenes Therapieangebot
- Motivationsarbeit und Anreizsystem über Vergünstigungen oder Freiheiten
- Anpassung der äußeren Umstände an allgemeine Lebensverhältnisse
- Ausreichende Besuchsmöglichkeiten zur Aufrechterhaltung familiärer und sozialer Kontakte
- Sicherstellung ausreichender Personalkapazitäten zur Erfüllung eines freiheitsorientierten und therapiegerichteten Gesamtkonzepts

Im besonderen Fokus stehen Vollzugslockerungen, die nach Ansicht des Gerichts von besonderer Bedeutung für die Prognose sind. Lockerungen wie Freigang, Ausgang oder Urlaub müssen ungeachtet pauschaler Wertungen oder nur abstrakter Flucht- oder Missbrauchsgefahr gewährt werden. Sollten sie unbeaufsichtigt nicht möglich sein, müssen sie in Begleitung ermöglicht werden. Lockerungsentscheidungen sowie die zugrundeliegenden Gefährlichkeitsprognosen sind regelmäßig durch externe Sachverständige zu bestätigen. Die Fortdauer der Sicherungsverwahrung ist mindestens jährlich gerichtlich zu überprüfen.

Ein weiterer Schwerpunkt liegt auf einer frühzeitigen Entlassungsvorbereitung sowie auf extramuraler Hilfeplanung. Hierfür muss die Einrichtung spezielle Angebote zur Überbrückung vorhalten (forensische Ambulanzen, Einrichtungen des betreuten Wohnens etc.).

Angesichts des Finanzierungsschwerpunktes dieses Beitrags ist eine Feststellung des BVerfG besonders herauszustellen. Danach muss »– insbesondere mit zunehmender Vollzugsdauer – sichergestellt sein, dass mögliche Therapien nicht nur deshalb unterbleiben, weil sie im Hinblick auf Aufwand und Kosten über das standardisierte Angebot der Anstalten hinausgehen (Individualisierungs- und Intensivierungsgebot)«. Bezüglich der als vorrangig formulierten Wiederherstellung der Freiheit scheint nach Ansicht des Gerichts die etwa im Sozialrecht übliche Abwägung des Wirtschaftlichkeitsgrundsatz nicht zu gelten.

BVerfG vom 23.03.2011 (2 BvR 882/09 - Rn. [1–83]) = NJW 2011, 2113 = R&P 2011, 168

Von praktischer Bedeutung ist auch der Grundsatzbeschluss zur Zulässigkeit von Zwangsbehandlung, das rechtfertigende Gründe zwar anerkennt, allerdings nur unter hohen materiellen und verfahrensrechtlichen Voraussetzungen. Insbesondere der Verzicht bzw. die Anwendung milderer Mittel ist nach der höchstrichterlichen Auffassung immer der Behandlung gegen den Willen vorzuziehen – auch auf die Gefahr hin, dass notwendige Behandlungsmaßnahmen unterbleiben. Es wird ein Recht zur Krankheit formuliert, das Einrichtungen des Maßregelvollzugs regelmäßig zur Duldung auch von herausforderndem Verhalten verpflichtet.

Nur mit der Wiederherstellung der Selbstbestimmung kann eine Zwangsbehandlung als Ultima Ratio ihre Rechtfertigung finden. Für Betroffene fordert der Beschluss größtmöglichen Rechtsschutz und schafft dafür einen hohen Verfahrens- und Dokumentationsaufwand. Jede Maßnahme bedarf der gerichtlichen Genehmigung.

Ähnlich hohe materielle und verfahrensrechtliche Anforderungen wurden zuletzt auch für Fixierungsmaßnahmen im Betreuungs- oder Landesunterbringungsrecht höchstrichterlich festgestellt (BVerfG vom 24.07.2018, 2 BvR 309/15, 2 BvR 502/16 = NJW 2018, 2619 = R&P 2018 188) – eine Übertragbarkeit auf den Maßregelvollzug kann angenommen werden.

8.2.2 Novellierung des § 63 StGB

Der Gesetzgeber war durch die höchstrichterlichen Beschlüsse teilweise konkret zu gesetzlichen Neuregelungen aufgefordert. Dem ist er mit dem Gesetz zur Novellierung des Rechts der Unterbringung in einem psychiatrischen Krankenhaus nach § 63 StGB vom 08.07.2016 nachgekommen.

Die Gesetzesänderung sieht zunächst eine deutliche Verschärfung der Verhältnismäßigkeitsprüfung von Unterbringungsmaßnahmen vor. Danach gilt spätestens nach sechs Jahren die Fortdauer der Unterbringung nicht mehr als verhältnismäßig, außer eine schwere körperliche oder seelische Schädigung ist zu erwarten. Nach zehn Jahren ist das Gericht gesetzlich dazu aufgefordert, die Maßregel zu beenden, es sei denn, es bestehen die genannten erheblichen Gefahren. In der Behandlungs- und Unterbringungspraxis bedeutet diese Änderung die Notwendigkeit, gewünschte Behandlungserfolge in möglichst kurzer Zeit – spätestens aber in den genannten Fristen zu erreichen. Konkret stellt diese Regelung die Einrichtungen vor größte Herausforderungen.

So ist durch die Veränderungen ein Anstieg der Fallzahlen durch Neu- oder Wiederaufnahmen zu erwarten. Jede Aufnahme und jede Entlassung bedeuten einen hohen administrativen, aber insbesondere auch therapeutischen Aufwand. Während der Unterbringung sind die Strafvollstreckungskammern dazu aufgefordert, den Anspruch auf Lockerung sicherzustellen. Bei andauernder Gefährlichkeit können diese in der Praxis nur durch personalintensive Begleitung gewährt werden. Zusätzlich sieht die Gesetzgebung eine höhere Frequenz von Prognosegutachten durch externe Sachverständige vor. Statt nach fünf Jahren hat die Einrichtung alle drei Jahre bzw. ab einer Unterbringungsdauer von sechs Jahren alle zwei Jahre ein Prognosegutachten in Auftrag zu geben.

Auch die Anforderungen an die Behandlung steigen. Unter allen Umständen ist die Selbstbestimmung der Untergebrachten zu wahren, die Behandlungsmaßnahmen teilweise sogar ablehnen. Gleichzeitig besteht die gesellschaftliche Erwartung, innerhalb der überschaubaren Fristen eine Minderung der Gefährlichkeit zu erreichen.

Unter Umständen gelingt ein rechtzeitiger Therapieerfolg nicht in jedem Fall, sodass es zu Entlassungen oder Beurlaubungen im Rahmen der Verhältnismäßigkeit kommt, bei denen eine Gefährlichkeit fortbesteht, die allerdings eine Fortdauer nicht rechtfertigt. Entsprechend steigen die Anforderungen an den Nachsorgeauftrag der Einrichtungen, die unter Umständen nicht nur dringend notwendige Behandlungsmaßnahmen fortführen, sondern auch zu einer weiteren Sicherung der Entlassenen beitragen müssen.

8.2.3 Gesetzgebung der Länder am Beispiel des StrUG NRW

Die neuen Maßstäbe der Rechtsprechung und Bundesgesetzgebung haben die Länder sukzessive in ihre Gesetzgebung zum Maßregelvollzug übernommen. Mit den Novellierungen der Maßregelvollzugsgesetze der Länder sind wesentliche Veränderungen in der Unterbringungspraxis verknüpft, die geeignet sind, in den Einrichtungen einen Mehraufwand zu verursachen. Exemplarisch soll hierfür die Novellierung in Nordrhein-Westfalen beschrieben und aufwandsrelevante Anforderungen an die Praxis abgeleitet werden.

Mit dem Strafrechtsbezogenen Unterbringungsgesetz NRW (StrUG NRW), das am 31.12.2021 in Kraft getreten ist, sind nicht nur begrifflich wesentliche Veränderungen vollzogen worden (vormals: Maßregelvollzugsgesetz NRW). Das Gesetz folgt neuen, an Freiheits- und Teilhaberechten orientierten Ansätzen in der Unterbringung und setzt damit die grund- und menschenrechtlichen Anforderungen sowie die mit der geplanten Verkürzung der Unterbringungsdauern erforderlichen Veränderungen am Behandlungs- und Sicherungsauftrag der Einrichtungen um. Das Maß der Freiheitsentziehung im Rahmen der Unterbringung ist streng an der prognostizierten Gefahr zu messen. Hierfür werden fünf Grade der Freiheitsentziehung definiert, deren Erforderlichkeit im Hinblick auf die Unterbringungsziele fortlaufend zu überprüfen ist (§ 4 StrUG NRW):

- *Grad 0:*
  Die untergebrachte Person ist berechtigt, außerhalb der Einrichtung in einer externen Einrichtung oder der eigenen Wohnung zu wohnen.
- *Grad 1:*
  Der grundsätzliche Aufenthaltsort der untergebrachten Person ist die Einrichtung. Auf Anordnung der Einrichtung ist sie berechtigt, über eine Nacht oder über mehrere Nächte der Einrichtung fernzubleiben, ohne außerhalb zu wohnen.
- *Grad 2:*
  Der grundsätzliche Aufenthaltsort der untergebrachten Person ist die Einrichtung. Auf Anordnung der Einrichtung ist sie berechtigt, die Einrichtung ohne Begleitung von Beschäftigten zu verlassen (unbegleiteter Ausgang).

- *Grad 3:*
  Der grundsätzliche Aufenthaltsort der untergebrachten Person ist die Einrichtung. Auf Anordnung der Einrichtung ist sie berechtigt, diese in Begleitung von Beschäftigten der Einrichtung zu verlassen (Ausführung).
- *Grad 4:*
  Der grundsätzliche Aufenthaltsort der untergebrachten Person ist die Einrichtung. Sie ist nicht berechtigt, diese zu verlassen.

Die Aufhebung von Freiheitseinschränkungen ist hiermit der gesetzlich normierte Regelfall. Damit einhergehend ist ein individuelles Behandlungs- und Eingliederungsangebot zu erstellen, das eine realistische Entlassungsperspektive eröffnet. Mit den regelmäßig zu überprüfenden Angeboten, die möglichst auch Maßnahmen außerhalb des stationären Aufenthalts umfassen, ist die Reduzierung des Maßes der Freiheitseinschränkung bis hin zur Entlassung sukzessive zu erreichen (§ 8 StrUG NRW).

Aus den Graden der Freiheitsentziehung lässt sich bereits dem Wortlaut nach der hohe Anspruch auf Freiheiten und Teilhabe im Rahmen der Unterbringung ableiten, den das StrUG NRW schafft. In der Praxis kann dieser regelmäßig nur unter hohem zusätzlichen personellen Sicherungsaufwand gewährleistet werden.

Dieser Aufwand bezieht sich nicht nur auf die Sicherung innerhalb der Einrichtung, sondern auch auf die Sicherung, wenn Patienten die Einrichtung verlassen dürfen. Nur bei einem Grad 4 der Freiheitsentziehung besteht dazu kein Recht. Dies ist der zu begründende und schnellstmöglich durch therapeutische Fortschritte aufzuhebende Ausnahmefall. Überwiegend sollte nach gesetzgeberischem Willen demnach ein Verlassen der Einrichtung ermöglicht werden. Regelmäßig wird dies bei fortbestehender Gefährdung nur in Begleitung von Beschäftigten der Einrichtung möglich sein (Grad 3) – je nach Ausmaß potenzieller Gefährdung oder Fluchtgefahr in Einzel- oder Mehrfachbegleitung. Auch durch Untergebrachte mit dem Recht, die Einrichtung ohne Begleitung zu verlassen, entsteht ein hoher Aufwand in der Vor- und Nachbereitung sowie in Kontaktaufnahmen während des Verlassens. So scheint der Sicherungsaufwand mit geringerem Grad der Freiheitsentziehung keinesfalls zu sinken. Im Gegenteil steigen personelle Aufwände zur Sicherung außerhalb des räumlich geschützten stationären Rahmens. Hierbei sind nicht nur kurzzeitiges Verlassen der Stationen in den Blick zu nehmen, sondern unter Umständen auch längere Zeiträume, etwa zur sozialen oder beruflichen Teilhabe außerhalb der Einrichtung.

Innerhalb der Einrichtung kann durch die Neuregelung des StrUG ebenfalls Mehraufwand entstehen, zum Beispiel durch die Festlegung, dass ein Einschluss bei Nacht nur bei erheblicher Gefahr angeordnet werden kann. Bei anzunehmender Gefahr, die lediglich den Kriterien der Erheblichkeit nicht entspricht, ist eine hohe Besetzung der Nachtdienste zu leisten, um der erforderlichen Sicherung innerhalb der Einrichtung gerecht zu werden.

In Nordrhein-Westfalen wird die Umsetzung des StrUG seit 2021 mit einem Qualitätsprojekt begleitet, das unter anderem auch die Verbesserung der therapeutischen und pflegerischen Personalausstattung vorsieht. Durch das Projekt werden die Einrichtung in der Erfüllung ihres Behandlungs- und Sicherungsauftrags unter den novellierten gesetzlichen Rahmenbedingungen gestärkt.

Insgesamt werden durch die beschriebenen bundes- und landesrechtlichen Veränderungen deutlich gestiegene Anforderungen an die Praxis deutlich. Diese Anforderungen sind aus grund- und menschenrechtlicher Perspektive begrüßenswert und bedeuten eine deutliche Verbesserung der Behandlungs- und Lebensqualität für Untergebrachte. Sie verursachen allerdings auch einen deutlichen Mehraufwand für die Einrichtungen – insbesondere für das therapeutische Personal, das die Behandlung und Sicherung gewährleisten muss. Den finanziellen Mehraufwand gilt es für die weitere Diskussion zunächst beispielhaft zu bestimmen und näherungsweise zu quantifizieren.

8.3 Mehraufwand durch Personalkosten

Den größten Kostenblock psychiatrischer Krankenhäuser stellen bekanntermaßen die Kosten für therapeutisches Personal dar. Qualitäts- und Refinanzierungsdebatten hatten und haben in der Regel Art und Umfang des therapeutischen Personals zum Gegenstand. So soll auch hier – im Zusammenhang mit den im vorherigen Kapitel abgeleiteten Anforderungen – vorrangig das notwendige und damit auch das zu finanzierende Personal diskutiert werden. Dafür werden zunächst Ansätze der Personalbemessung verglichen, um sich dann auf Ebene der Einzeltätigkeiten einem möglichst konkreten Mehraufwand für das therapeutische Personal, der aus den rechtlichen Veränderungen resultiert, beispielhaft nähern zu können.

8.3.1 Personalbemessung

Einrichtungen des Maßregelvollzugs haben in erster Linie einen Sicherungsauftrag zu erfüllen. Gleichzeitig müssen sie Untergebrachten ein Behandlungsangebot machen, das den Angeboten stationärer Krankenhausbehandlung nicht nachstehen sollte. Nach dem Grundsatz, »Sicherheit durch Therapie« trägt das Behandlungsangebot ebenfalls zur Sicherung bei, indem die Wahrscheinlichkeit krankheitsbedingter Rechtsverletzungen mit verbesserter Symptomatik sinkt. Naheliegender Bezugspunkt, um das zur Behandlung benötigte therapeutische Personal zu quantifizieren, sind deswegen die Personalbemessungssysteme der psychiatrischen Krankenhausbehandlung.[8] In Vergangenheit praktisch etabliert und fachlich in hohem Maße anerkannt ist die Psychiatrie-Personalverordnung (Psych-PV). Auch die seit 2020 geltende Personalausstattung Psychiatrie und Psychosomatik Richtlinie (PPP-RL) orientiert sich in ihren Mindestvorgaben mit leicht erhöhten Minutenwerten an der Grundsystematik der Psych-PV. Schon aus dem Vergleich mit der psychiatrischen Krankenhausbehandlung könnte sich bereits ein Mehrbedarf für den Maßregelvollzug zeigen. Als Anhaltswerte für den Maßregelvollzug werden hier beispielhaft die Bemessungswerte des Standards für die Behandlung im Maßregelvollzug (Müller et al. 2017, S. 5) herangezogen.

---

8 Näheres zur Analogie Maßregelvollzug und Psychiatrie/Psychosomatik in ▶ Kap. 8.5 (Diskussion)

Tab. 8.1: Personalbedarfsberechnung nach Standard im Maßregelvollzug

Personalbedarfsberechnung	Ärzte	Pflege-personal	Psycholo-gen	Ergothe-rapeuten	Bewe-gungs-therapie	Lehrer	Sozial-dienst	Summe
= Soll-VK nach Standard	7,60	55,00	5,80	8,50	1,20	1,75	4,50	97,60
= Personalkosten pro Tag	24,66 €	99,18 €	13,33 €	14,56 €	2,06 €	4,02 €	8,80 €	166,61 €

Tab. 8.2: Personalbedarfsberechnung nach Psychiatrie-Personalverordnung (Psych-PV)

Personalbedarfsberechnung	Ärzte	Pflege-personal	Psycholo-gen	Ergothe-rapeuten	Bewe-gungs-therapie	Lehrer	Sozial-dienst	Summe
= Soll-VK nach Psych-PV	11,57	54,99	1,26	6,37	1,50	0,00	3,99	79,68
= Personalkosten pro Tag	37,54 €	99,16 €	2,90 €	10,91 €	2,57 €	– €	7,80 €	160,88 €

Tab. 8.3: Personalbedarfsberechnung nach Personalrichtlinie Psychiatrie/Psychosomatik (PPP-RL)

Personalbedarfsberechnung	Ärzte	Pflege-personal	Psycholo-gen	Ergothe-rapeuten	Bewe-gungs-therapie	Lehrer	Sozial-dienst	Summe
= Soll-VK nach PPP-RL (nur MinW)	11,57	58,87	2,37	6,37	1,50	0,00	3,99	84,67
= Personalkosten pro Tag	37,54 €	106,16 €	5,45 €	10,91 €	2,57 €	– €	7,80 €	170,43 €

So zeigen die ▶ Tab. 8.1–8.3 Beispielberechnungen für eine fiktive Einrichtung mit 100 (belegten) Plätzen, verteilt auf fünf Stationen, mit einem Anteil besonders intensiv behandlungsbedürftiger Patienten von ca. 30 %. Als Vergleichswerte werden sowohl die nach den Bemessungsgrundlagen notwendigen Vollkräfte nach Berufsgruppen ermittelt als auch die daraus resultierenden Kosten pro Behandlungstag unter der Annahme von durchschnittlichen Bruttopersonalkosten und Ausfallzeiten.[9] Über den (therapeutischen) Regeldienst hinausgehende Bedarfe für Nachtdienst, Bereitschaftsdienst, Leitungsaufgaben und weitere maßregelvollzugsspezifische Besonderheiten bleiben in dieser Betrachtung unberücksichtigt.

In den Beispielberechnungen lässt sich in der Summe über alle Berufsgruppen kein gravierender Unterschied zwischen den Personalanhaltszahlen erkennen. Das ist nicht verwunderlich, da sich andere Personalbemessungssysteme für den Maßregelvollzug in Vergangenheit an den Vorgaben der Psych-PV (z. B. Psych-PV-Forensik, Personalbemessung nach Ernst & Young) orientierten. Unterschiede sind zwischen den Berufsgruppen zu erkennen. Ein berufsgruppengenauer Vergleich scheint aufgrund der unterschiedlichen Behandlungsschwerpunkte nicht möglich. Das Pflegepersonal bemisst sich gem. Standard für den Maßregelvollzug direkt an den Vorgaben der Psych-PV und ist deswegen in der gleichen Höhe ausgewiesen. Hiervon wäre allerdings nur das pflegerische Personal im Sinne des Behandlungsauftrags umfasst. Hier unberücksichtigt bleibt das (pflegerische) Personal, das zur Sicherung innerhalb und außerhalb der Einrichtung benötigt wird. Dennoch lässt sich – mit besonderem Blick auf die therapeutischen Berufsgruppen – eine grundsätzliche Vergleichbarkeit annehmen. Mit den leicht gestiegenen Minutenwerten der PPP-RL (ca. 5 % über alle Berufsgruppen) ergibt sich ein geringer, aber durchaus erkennbarer Unterschied im Vergleich zur personellen Ausstattung der Psychiatrie. Hierbei ist allerdings zu berücksichtigen, dass lediglich die erhöhten Minutenwerte zugrunde liegen und nicht die systematischen Veränderungen der PPP-RL zur Mindestvorgabe im Sinne der Qualitätssicherung.

Hieraus lässt sich, die grundsätzliche Vergleichbarkeit der Bereiche vorausgesetzt, ein gewisser personeller Mehrbedarf für die Einrichtungen des Maßregelvollzugs ableiten. Dieser wird je nach Umsetzungsstand eines

---

9 Erfahrungswerte der Verfasser

qualitätsorientierten Personalaufbaus in einzelnen Einrichtungen unterschiedlich hoch ausfallen. Teilweise könnten die Personalanhaltswerte, die sich aus den PPP-RL Minutenwerten ergeben (hier nicht betrachtet: Mindestvorgaben gem. Nachweissystematik), für das therapeutische Personal bereits erreicht sein – zumindest über die einzelnen Berufsgruppen hinweg. Dringend beachtet werden muss in dieser Analogie allerdings, dass sich die Vorgaben für die psychiatrische Krankenhausbehandlung ausdrücklich nur auf das für die Behandlung notwendige Personal beziehen. Zusätzliche Aufgaben, wie etwa Sicherung, Betreuung oder die Ermöglichung von Teilhabe, sind zusätzlich vorzuhalten und zu finanzieren. In der nachfolgenden Diskussion wird der Aspekt der Vergleichbarkeit im Zusammenhang mit möglichen Finanzierungsansätzen wieder aufgegriffen.

8.3.2 Tätigkeits- und maßnahmenbezogene Personalmehrkosten

Noch sichtbarer wird ein kostenrelevanter Mehraufwand in Betrachtung konkreter Maßnahmen und Tätigkeiten, die sich aus den rechtlichen Veränderungen ergeben. Dieser Mehraufwand soll in verschiedenen Beispielen dargestellt und auch näherungsweise quantifiziert werden.

Aufhebung von Freiheitsbeschränkungen und soziale Teilhabe

Im Maßregelvollzug Untergebrachte haben Anspruch auf die Aufhebung von Freiheitsbeschränkungen, die nicht zwingend notwendig sind. Damit verbunden ist auch die Verpflichtung, ein regelmäßiges Verlassen der Einrichtung und die Möglichkeit der Teilnahme am extramuralen Leben zu ermöglichen. Freiheitsbeschränkungen sind zum Teil auch durch die Strafvollstreckungskammer zurückzunehmen, auch wenn aus einer therapeutischen Sicht die Gefährlichkeit dem noch entgegenstehen würde (Muysers 2019, S. 39). Ein Beschluss des Oberlandesgerichts Hamm aus dem Jahr 2017 (OLG Hamm vom 22.11.2017–1 Vollz (Ws) 64 und 65/17 = R&P 2018, 119 m. Anm. Kammeier) stellt zudem klar, dass eine Unterscheidung der zu gewährenden Lockerungsstufen und Ausgangsregelungen nach Deliktgruppen bzw. Erkrankungsbildern (im benannten Sachverhalt etwa: Sexualstraftaten) nicht zulässig ist.

Einrichtungen müssen demnach die genannten Freiheiten im Rahmen der Unterbringung auch bei bestehender Gefährlichkeit gleichsam allen Untergebrachten ermöglichen. Regelmäßig ist das nur unter höchster personeller Sicherung zu leisten – die Notwendigkeit der Einzelbegleitung oder sogar der Sicherung durch mehrere Therapeuten ist nicht unüblich. Folgendes, fiktives Rechenbeispiel versucht eine Größenordnung der Kosten solcher Maßnahmen zu geben, indem es die 1:1-Begleitung einer achtstündigen Maßnahme der Teilhabe simuliert (z. B. Arbeitsmaßnahme außerhalb der Einrichtung) (▶ Tab. 8.4).

Tab. 8.4: Beispielrechnung Kosten achtstündiger Einzelbegleitung

Personalaufwand Begleitung über 8 Stunden (Beispielrechnung)	€
8 Std. 1:1 Betreuung durch examinierte Pflegekräfte: (Bruttopersonalkosten: 62.800 €, Nettojahresarbeitszeit: 1.565,49 Std.)	320,92 €
0,5 Std. Fachärztlicher Aufwand (Gefährdungsbeurteilung, Anordnung etc.): (Bruttopersonalkosten: 120.000 €, Nettojahresarbeitszeit: 1.666,64 Std.)	36,00 €
Summe Zusatzaufwand Personal/Tag:	**356,92 €**

Die Größenordnung der Personalkosten, die eine einzelne Maßnahme verursachen kann, zeigt, dass je nach Gefährdung und Umfang der zu gewährenden extramuralen Freiheiten patientenbezogen sehr hohe Kosten entstehen können. Sind solche Maßnahmen regelmäßig zu gewähren, besteht keine Möglichkeiten mehr, die Kosten durch die üblichen Pflegesätze zu finanzieren. Die möglichen (negativen) Auswirkungen einer solchen Unterfinanzierung werden im Diskussionsteil (▶ Kap. 8.5) näher besprochen.

Zwangsverzichtender Umgang mit Krisen

Selbstbestimmung gilt es nach neuerer Rechtslage auch in Krisensituationen zu wahren. Auf medikamentöse oder mechanische Zwangsmaßnahmen ist nach Möglichkeit zu verzichten – die Anwendung milderer Mittel hat den jederzeitigen Vorrang. Diese milderen Mittel sind regelmäßig höchst personalintensive Maßnahmen, in denen Untergebrachte über teilweise sehr lange Zeiträume durch eine oder mehrere Personen durchgehend betreut werden müssen. Gerade der Verzicht auf Zwangsmedikation bedeutet, dem herausfordernden Verhalten über lange Phasen begegnen zu müssen.

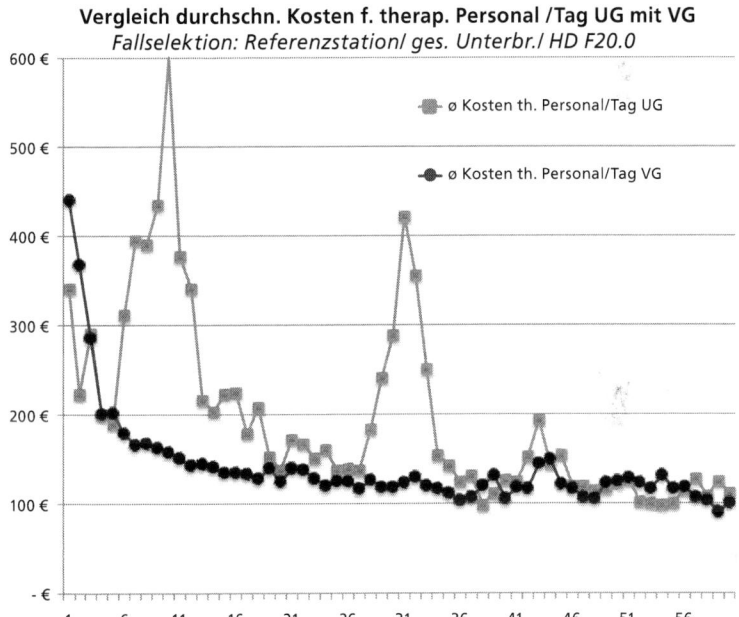

Abb. 8.1: Mehrkosten für therapeutisches Personal im zwangsverzichtenden Umgang mit Krisen

Zur Veranschaulichung der resultierenden Mehrkosten bedient sich diese Arbeit einer Untersuchung, die der Verfasser im Bereich der Unterbringung nach Landesrecht bzw. Betreuungsrecht auf einer allgemeinpsychiatrischen Akutstation vorgenommen hat (Krüger 2019, S. 221 ff.). Hier wurde der Personalaufwand für solche Patienten vergleichend untersucht, die über einen längeren Zeitraum (mind. 5 Tage) sämtliche (vorwiegend medikamentöse) Behandlungsmaßnahmen abgelehnt haben (UG = Untersuchungsgruppe). Im Unterschied zur Vergleichsgruppe (VG), deren Patienten zwar auch per Unterbringungsbeschluss einer krisenbedingten Akutbehandlung bedurften, dieser aber zeitnah zugestimmt haben, zeigten sich hier über lange Phasen wesentlich höhere Tageskosten für therapeutisches Personal (▶ Abb. 8.1).

Vergleichbare Krisensituationen entstehen im Maßregelvollzug. Auch hier ist die Selbstbestimmung zu wahren, herausforderndes Verhalten zu dulden und ihm mit personalintensiven Maßnahmen zu begegnen. Durch solche Einzelmaßnahmen entstehen Kosten, die durch die Erlöse regelmäßig nicht gedeckt sind. Zur weiteren Veranschaulichung wurden in ▶ Abb. 8.2 die tagesbezogenen Kosten eines Beispielfalls aus der UG mit typischen Pflegesätzen des Maßregelvollzugs (fiktiv: 280 €) verglichen. Die Ergebnisse zeigen, dass insbesondere die Behandlungsphasen, in denen Krisensituationen nicht mit Zwangsmaßnahmen, sondern mit personeller Zuwendung und Sicherung begegnet wird, die Phasen deutlicher finanzieller Unterdeckung sind. Erst mit gerichtlicher Genehmigung und Durchführung der Zwangsbehandlung – so die kritische Implikation an der Stelle – würde es wieder zu einer Deckung der Kosten kommen. Dass finanzielle Benachteiligung fatale Fehlanreize setzen kann, die etwa die Inanspruchnahme von Freiheits- und Selbstbestimmungsrechten hemmen können, wird im Diskussionsteil vertiefend besprochen.

8.3.3 Entlassungen im Rahmen der Verhältnismäßigkeit

Wesentlicher personeller Mehraufwand entsteht durch die strengere Verhältnismäßigkeitsprüfung bei Fortdauer von Unterbringungsmaßnahmen. Durch die Novellierung muss die Unterbringung spätestens nach sechs bzw. zehn Jahren enden – alles andere ist der schwerlich begründbare Ausnahmefall. Nach Ablauf von zehn Jahren ist eine Verhältnismäßigkeit

8 Finanzierungsrelevanter Einfluss der Novellierung des § 63 StGB

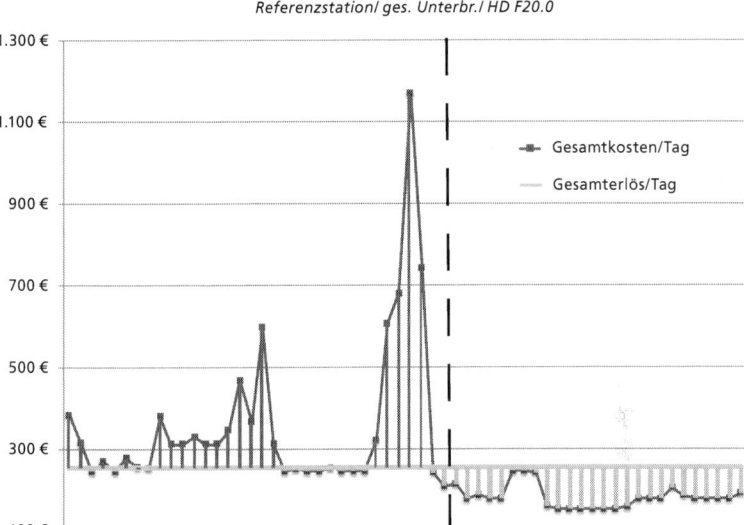

Abb. 8.2: Vergleich Kosten Beispielfall der UG mit typischen Pflegesätzen des Maßregelvollzugs

noch weniger begründbar. Diese Regelung erzeugt einen hohen Druck auf eine Verkürzung der Unterbringungsdauer im Einzelfall. Ein schwerlich quantifizierbarer (Personal-)Aufwand entsteht demnach allein dadurch, dass deutlich weniger Zeit zur Verfügung steht, um gewünschte Behandlungserfolge zu erreichen. Vereinfachend kann angenommen werden: In der geringeren verfügbaren Behandlungsdauer muss wesentlich mehr Behandlungsleistung durch die Einrichtungen erbracht werden.

Dass das trotz intensiver Bemühungen nicht in allen Fällen gelingen kann, lehrt die Praxis. Es kommt so zu Entlassungen im Rahmen der Verhältnismäßigkeit, bei denen nach Einschätzung der Behandelnden noch kein hinreichender Therapieerfolg erreicht werden konnte und auch eine Straffälligkeit nicht gänzlich ausgeschlossen werden kann (Muysers 2019, S. 39). ▶ Abb. 8.3 zeigt, dass nicht nur die Anzahl der Entlassungen seit der Gesetzesnovelle durch die Verhältnismäßigkeit steigt, sondern auch die Zahl der (Wieder-)Aufnahmen. Diese Veränderung verursacht bereits durch den steigenden Verfahrensaufwand deutliche Mehrkosten für therapeutisches Personal (▶ Kap. 8.2.1 und ▶ Kap. 8.2.2).

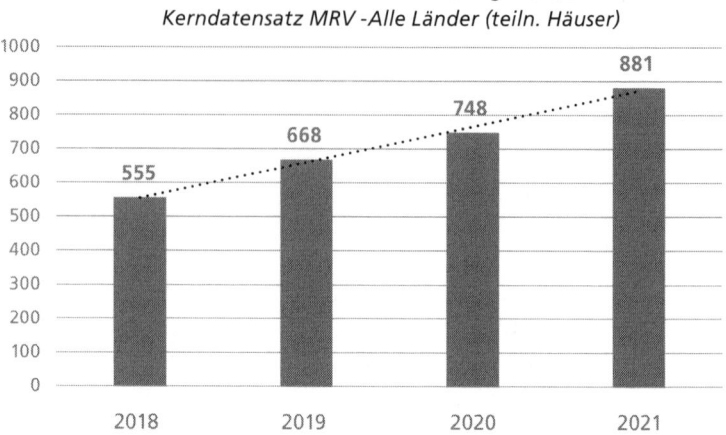

Abb. 8.3: Aufnahmen nach § 63 StGB (Eigene Abbildung nach Jaschke und Oliva 2023, S. 125 ff.)

Gleichzeitig steigt durch die Entlassungen im Rahmen der Verhältnismäßigkeit der Nachsorgebedarf. Entlassene, die weiter behandlungsbedürftig sind und deren Krankheitsverlauf unter den veränderten Lebensbedingungen unbedingt kontrollbedürftig ist, müssen umso regelmäßiger Behandlungsangebote im Rahmen ihrer Beurlaubung oder der ambulanten Nachsorge erhalten.

▶ Abb. 8.4 belegt einen wesentlichen Anstieg der Nachsorgefälle sowie der durchschnittlichen Nachsorgedauern. Um bei gleichzeitigem Anstieg der Fallzahlen weiter die notwendige intensive ambulante Behandlung und Sicherung leisten zu können, muss mehr Personal für Nachsorge vorgehalten werden. Es ergibt sich zunehmend ein zentraler Behandlungsbereich für den Maßregelvollzug, der auch in der Finanzierung eine zentrale Rolle einnehmen muss.

So lässt sich zusammenfassend ein deutlicher Personalmehrbedarf aufzeigen und in Teilen quantifizieren. Erkennbar wird dieser bereits im Vergleich mit bestehenden Personalbemessungssystemen, noch deutlicher

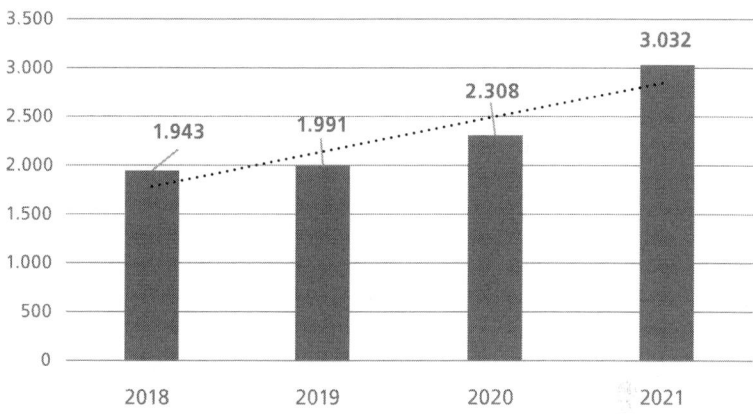

Abb. 8.4: Ambulanzfälle (§ 63 StGB) (Eigene Abbildung nach Jaschke und Oliva 2023, S. 62 ff.)

wird er allerdings in der Betrachtung von Einzelmaßnahmen und -tätigkeiten sowie in den gestiegenen Anforderungen an Behandlung und Nachsorge. Fraglich bleibt, inwieweit dieser Mehrbedarf refinanziert wird beziehungsweise inwieweit sich aus den kostenrelevanten Veränderungen Refinanzierungsansprüche ergeben.

8.4 Finanzierungsrelevante Berücksichtigung des Mehraufwands

Es konnte über verschiedene Ansätze ein kostenrelevanter Mehraufwand durch die rechtlichen Veränderungen festgestellt werden. Zu überprüfen ist, ob dieser Mehraufwand bereits in der konkreten Vergütungshöhe auf Ortsebene einen Ausgleich findet. Daraus resultierend lässt sich – zur Überleitung in den Diskussionsteil – hinterfragen, inwieweit deren Refinanzierung bei den gesetzgeberisch initiierten Veränderungen mitbedacht wurde.

8.4.1 Refinanzierung über Budgets

Die Frage nach einer Berücksichtigung des Mehraufwands über eine Erhöhung der finanziellen Mittel für die Einrichtungen lässt sich nicht allgemein beantworten. Zu unterschiedlich sind die Rahmenbedingungen und Entwicklungen zwischen den Bundesländern und einzelnen Einrichtungen. Grundsätzlich erfolgt die Refinanzierung der Personalkosten über die durch die Träger mit den jeweiligen Landesstellen zu vereinbarenden Budgets, aus denen wiederum Pflegesätze (tagesbezogene Pauschalvergütung) abgeleitet werden. Diese Pflegesätze wären an sich in ihrer Höhe vergleichbar und auch eine Veränderung anhand von Steigerungsraten quantifizierbar. Die individuellen Rückmeldungen im Zuge dieser Untersuchung zeigen aber, dass die Pflegesätze nicht zwingend alle finanziellen Mittel zur Refinanzierung der Betriebskosten umfassen. Über die Pflegesätze hinaus scheint es einige Sonderfinanzierungstatbestände zu geben, die sich aus den Besonderheiten der Einrichtungen ergeben.

Die Pflegesätze selbst scheinen für viele Einrichtungen seit der Novellierung nicht wesentlich gestiegen zu sein. Die Steigerungsraten der Daten von einzelnen Häusern, die dem Verfasser vorliegen, bilden regelmäßig nur die allgemeinen Kostensteigerungen ab. Dieses Bild zeigt auch ▶ Abb. 8.5, in der die im *Kerndatensatz Maßregelvollzug* ausgewiesenen Pflegesätze verglichen werden. Trotz großer Unterschiede zwischen den Bundesländern zeigt sich hier in den (ungewichteten) Medianen nur eine geringe jährliche Steigerung (trotz kostenrelevanter Sondereffekte, wie z. B. der Corona-Pandemie).

Einige Häuser indes berichten davon, dass Verhandlungen über eine deutliche Steigerung der Finanzierungssätze schon erfolgreich waren. In vielen Einrichtungen oder Bundesländern laufen weiterhin Gespräche zur Finanzierung. Es wird nicht nur über die notwendige Höhe der Finanzierungsmittel gesprochen, sondern auch darüber, ob eine Veränderung der Finanzierungssystematik erforderlich ist. Es erübrigt sich an dieser Stelle, die Daten einzelner Häuser zu veröffentlichen – die Unterschiede

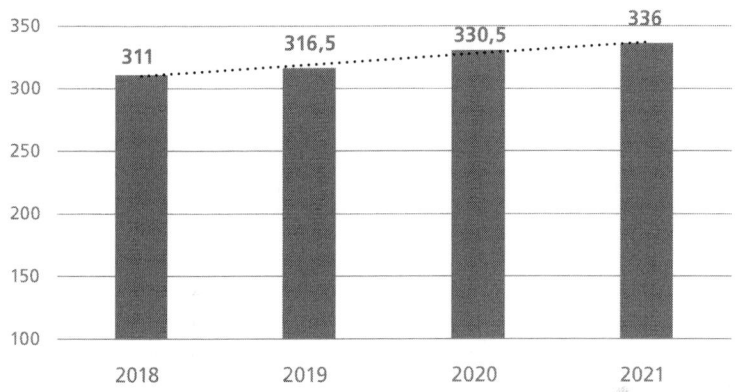

Abb. 8.5: Pflegesätze Maßregelvollzug (Eigene Abbildung nach Jaschke und Oliva 2023, S. 199 ff.)

zwischen den Bundesländern und auch den Einrichtungen bzw. Trägern scheinen zu groß, um eine Aussagekraft anzunehmen. Gleichzeitig offenbart sich gerade in den deutlichen Unterschieden die Notwendigkeit, einheitlichere Finanzierungsgrundlagen zu schaffen. Hierfür müsste zunächst ein Bewusstsein bestehen über einen wesentlichen Mehraufwand der veränderten Rahmenbedingungen, der nicht zuletzt einen angepassten Finanzierungsrahmen benötigt. Dieser sollte Standards auch in der Finanzierung setzen, ohne allerdings die Besonderheiten der Einrichtungen, Träger und auch Bundesländer zu vernachlässigen.

8.4.2 Gesetzgeberisches Bewusstsein über Mehraufwand

Zwischen den Einrichtungen und Bundesländern zeigen sich Unterschiede in der finanziellen Berücksichtigung des Mehraufwands durch die Novellierung des § 63 StGB und weiterer rechtlicher Veränderungen. Auch wenn manche Einrichtungen höhere Pflegesätze geltend machen konnten, scheint es doch einige Einrichtungen zu geben, in denen ein Mehraufwand noch nicht über steigende Vergütungssätze anerkannt wurde.

Dieser Unterschied verwundert zunächst, handelt es sich doch bei der Novellierung im ersten Schritt um eine Gesetzgebung auf Bundesebene. Gleichzeitig vertritt das Bundesverfassungsgericht, wie in ▶ Kap. 8.2.1 diskutiert, angesichts des zu erbringenden Sonderopfers die Auffassung, die Behandlungsziele müssten bestmöglich befördert werden, auch wenn »sie im Hinblick auf Aufwand und Kosten über das standardisierte Angebot der Anstalten hinausgehen«. Hieraus ließe sich ableiten, dass Einrichtungen auch jene zusätzlichen Kosten einfordern könnten, die ihnen durch die Sicherstellung von Freiheits- und Selbstbestimmungsrechten der Untergebrachten innerhalb des Maßregelvollzugs sowie durch intensivierte Behandlungs- und Nachsorgesettings entstehen.

Im Gesetzgebungsverfahren hingegen finden sich wenig Anhaltspunkte für ein Bewusstsein über den finanziellen Mehraufwand, der durch die Neuregelungen entsteht. Im Gesetzesentwurf der Bundesregierung wird zu den Kosten zwar festgehalten, dass durch die höhere Frequenz der externen Begutachtungen Mehrkosten zu erwarten sind. Für den Vollzug der Unterbringung, so die weiteren Ausführungen zum Erfüllungsaufwand, werde es »sowohl zu Einsparungen als auch zu Mehraufwendungen führen, wobei der Schwerpunkt bei den möglichen Einsparungen [...] liegen dürfte«. (BMJV 2015, S. 2 f.) Diese Prognose überrascht angesichts des theoretisch abgeleiteten und auch für die Praxis quantifizierbaren Mehraufwands, den diese Arbeit feststellt.

Begründet werden die Einsparungen mit einer Verringerung der Zahl der untergebrachten Personen, insbesondere durch die Regelungen zur Fortdauer der Unterbringung. Das Gleichnis – schnellere Entlassungen entsprächen geringeren Fallzahlen und damit auch sinkenden Kosten – verkennt selbst in der Theorie die patienten- und tagesbezogene Finanzierung. Zudem zeigen die Untersuchungsergebnisse, dass mit häufigeren Entlassungen auch die (Wieder-)Aufnahmezahlen steigen. Gleichzeitig bedeutet jede Entlassung einen wesentlichen Vorbereitungs- und Nachsorgeaufwand – der Behandlungs- und Sicherungsaufwand verbleibt in den Einrichtungen.

So zeigt sich hier eine deutliche Diskrepanz zwischen der gesetzgeberischen Erwartung einer Kostenreduktion im Maßregelvollzug und den in der Praxis steigenden Kosten durch die gesetzlichen Neuregelungen. Eine Geltendmachung der Mehrkosten wird nicht per se ausgeschlossen, die diesbezügliche Beweislast scheint allerdings grundsätzlich bei den Einrichtungen zu verbleiben. Wie wichtig es indes ist, den Mehraufwand der Einrichtungen finanziell zu kompensieren, soll die folgende Diskussion herausstellen.

8.5 Diskussion

Im Maßregelvollzug gilt nach wie vor das Kostendeckungsprinzip, nach dem notwendige Kosten für die Unterbringung und Behandlung auch ausgeglichen werden müssen. Ein Anspruch auf Kostendeckung besteht deswegen unstreitig. Nur die Frage, welches die notwenigen Kosten sind und wie diese in Rahmen von Budgets abzubilden sind, ist teilweise ungeklärt. Die Ziele eines leistungsorientierten Finanzierungssystems (Wettbewerb, Effizienz, Leistungsdruck) sind dem Maßregelvollzug überwiegend fern. Selbst in den nach Krankenhausfinanzierungsgesetz (KHG) finanzierten Bereichen rückt der Gesetzgeber zunehmend von diesen Zielen ab, und stellt etwa Kosten zum Vorhalten von erforderlichen Strukturen in den Vordergrund. Dennoch wäre es falsch, davon auszugehen, im Bereich des Maßregelvollzugs würde die Ökonomie und deren Anreize keine Rolle spielen. Das umfasst zwar berechtigterweise keine Gewinninteressen, aber die Notwendigkeit von Kostenstrukturen – bezogen auf eine Unterbringung, die nicht länger dauern soll als unbedingt notwendig –, die durch auskömmliche Finanzierung gedeckt sind.

Die Auswirkungen dieser ökonomischen Notwendigkeiten und Anreizstrukturen auf die Behandlungs- und Unterbringungspraxis sollen im Folgenden diskutiert werden. Hinterfragt werden soll auch, ob die derzeitige Finanzierungsgrundlage geeignet ist, um die grund- und menschenrechtlich motivierten Politikziele auch in der Praxis umzusetzen. Auch die Frage nach möglichen alternativen Finanzierungsansätzen soll in diesem Zusammenhang nicht ungestellt bleiben.

8.5.1 Finanzielle Anreizwirkung auf Behandlungs- und Unterbringungspraxis

Einrichtungen des Maßregelvollzugs sind nicht primär ökonomischen Motiven unterworfen. Sie erfüllen mit hohem Einsatz – und den verfügbaren Ressourcen – den an sie gerichteten Behandlungs- und Unterbringungsauftrag. Der im Untersuchungsteil stichprobenartig festgestellte Mehraufwand bedeutet in der Regel keine existenzielle finanzielle Gefahr für die psychiatrischen Krankenhäuser mit Maßregelvollzugsauftrag. Dennoch muss man sich der kritischen Wirkung vergegenwärtigen, die eine Unterfinanzierung insbesondere von sehr personalaufwändigem Mehraufwand auf die Behandlungs- und Unterbringungspraxis haben könnte.

Die Sicherstellung von Freiheits- und Selbstbestimmungsrechten sowie eine Verkürzung der Unterbringungsdauer auf das geringstmögliche Maß lassen sich häufig nur durch besonders hohen Einsatz von therapeutischem Personal realisieren. Die erste Limitation stellt somit das über die Budgets finanzierte Personal dar. Wie im Untersuchungsteil festgestellt, unterscheidet sich die Personalbemessung in vielen Häusern des Maßregelvollzugs in der Höhe nicht wesentlich von der im Sinne der PPP-RL in der psychiatrischen Krankenhausbehandlung finanzierten Personalausstattung. Das lässt sich für das therapeutische Personal annehmen, nicht für das pflegerische, für das aufgrund des besonderen Auftrags andere Anforderungen gelten. Nicht zu vernachlässigender Unterschied an der Stelle ist der beträchtliche Anteil an Sicherungsaufgaben, die das pflegerische (und auch therapeutische) Personal leisten muss. Dieser Anteil sinkt auch durch die gesetzliche Novellierung nicht – viel Sicherung, die intramural per se gegeben ist, muss extramural durch hohen Personalaufwand geleistet werden.

Bei unverändertem Personalbestand ist zu befürchten, dass zur Sicherstellung der gesetzlich garantierten Freiheiten Personalressource aus dem Behandlungsauftrag abgezogen werden muss. Andersherum könnten auch Freiheiten, Teilhabe am Arbeits- und Sozialleben oder extramurale Freizeitaktivitäten mangels verfügbaren Personals für den Einzelnen nicht gewährt werden. In beide Richtungen deutet sich eine Abwägung zwischen Rechtsgütern und individuellen Ansprüchen an, die in Rechtsprechung und Gesetzgebung nicht vorgesehen ist.

Ein berechtigter Einwand an dieser Stelle wäre, dass sich die benannten Ziele nicht trennen lassen, dass die begleitete Ausübung von Freiheiten und diesbezügliche personelle Sicherung auch, wenn gewünscht, einem Behandlungskontakt gleichkommen kann. Dem ist zuzustimmen, doch selbst wenn für den Einzelnen kein Nachteil entsteht, so entsteht die Limitation bei gleichbleibender Personalausstattung spätestens im Kollektiv. Wie ist es zu verhindern, dass die personalintensive Ausübung von Freiheitsrechten für den Einzelnen die Verfügbarkeit von therapeutischem Personal für andere Untergebrachte reduziert? Durch fehlende Finanzierung des Mehraufwands sind Fehlallokationen zu befürchten.

Die Gewährung von besonders personalintensiven Einzelleistungen ist finanziell nachteilig. Neben der zuvor beschriebenen Limitation durch knappe Personalressourcen sind solche Maßnahmen in Betrachtung der Kosten deutlich unterfinanziert. Der Personalaufwand, den eine Einzelbegleitung etwa für eine tagesfüllende Aktivität bedeutet, wird durch die Pflegesätze nicht annähernd gedeckt. Müssen solche Begleitungen im Einzelfall sehr regelmäßig stattfinden, entsteht eine wesentliche Unterfinanzierung. Anstatt die aus grund- und menschenrechtlicher Perspektive zu begrüßenden Maßnahmen zu fördern, scheint aus finanzieller Perspektive näher zu liegen, sie einzuschränken oder zu unterlassen.

Schließlich ist auch der (ambulante) Nachsorgeauftrag gemessen an den gesetzlichen Erwartungen unzureichend finanziert. Durch die bewusste Verkürzung der Unterbringungszeiten verlagert sich ein wesentlicher Teil des Behandlungs- und Sicherungsauftrags in die Nachsorge. Die Zahl der zu realisierenden therapeutischen Kontakte ist unter gegebenen finanziellen Voraussetzungen begrenzt. Durch die steigende Anzahl an Patientinnen und Patienten in der ambulanten Nachsorge werden die Ressourcen derzeit immer knapper. Die Vergütung in der ambulanten Nachsorge ist wesentlich geringer als während der stationären Unterbringung bzw. Beurlaubung. Damit werden Fehlanreize gesetzt, insbesondere wenn noch ein hoher Behandlungs- bzw. Betreuungsbedarf fortbesteht. Eine Unterfinanzierung der Nachsorge könnte Kliniken darin begrenzen, die Ambulanzen mit den für qualifizierte und umfassende Nachsorge benötigten Ressourcen auszustatten. Die Folgen wären fatal.

So begrüßenswert die Neuregelungen und die Stärkung der Selbstbestimmungs- und Freiheitsrechte sind und so sehr man sich auch auf den Umsetzungswillen der Einrichtungen und behandelnden Therapeutinnen und Therapeuten verlassen kann – die fehlende Refinanzierung des diesbezüglichen Mehraufwands schafft Fehlanreize, Fehlallokationen und im schlimmsten Fall Unterversorgung.

8.5.2 Diskussion geeigneter Finanzierungsansätze

Zur Einleitung in die Diskussion über geeignete Finanzierungsansätze ist zunächst zu hinterfragen, was denn eigentlich zu finanzieren ist und durch wen. Forensische Einrichtungen erfüllen ein Doppelmandat, in dem sich augenscheinlich der Schwerpunkt verlagert und die Zielsetzungen geschärft haben. Neben dem primären hoheitlichen Sicherungsauftrag im Maßregelvollzug haben die Behandlungs- und Eingliederungsangebote in einem tendenziell deutlich kürzeren Unterbringungszeitraum für Untergebrachte einen wesentlich höheren Stellenwert erlangt.

In der (so weit wie möglich) isolierten Betrachtung des Behandlungsauftrags spricht nach neuerer Rechtsprechung und Gesetzgebung nichts mehr dafür, dass der Maßregelvollzug in seiner Behandlungsintensität der akutpsychiatrischen Behandlung durch Krankenhäuser nachstehen sollte. Es ließe sich sogar die Frage aufwerfen, ob der Behandlungs- und Eingliederungsauftrag nicht auch als Teil des Sozialversicherungssystems zu finanzieren wäre und somit die gesetzlichen Sozialversicherungen und Eingliederungshilfeträger zumindest teilweise als Kostenträger herangezogen werden könnten. Einzig der Sicherungsauftrag ist den Motiven des Sozialrechts eher fremd und zählt zu den hoheitlichen Kernaufgaben (Hierzu vertiefend: Kammeier 2013). Ohne an dieser Stelle den Gedanken eines sozialversicherungsfinanzierten Maßregelvollzugs zu vertiefen, so hilft der Grundansatz einer bedingten Vergleichbarkeit im Folgenden bei der Suche nach geeigneten Finanzierungsansätzen.

Gleichsam Dreh- und Angelpunkt von Finanzierungsfragen ist im Maßregelvollzug sowie in den sozialgesetzlich finanzierten Bereichen der Psychiatrie – so zeigt sich deutlich auch in dieser Arbeit – das benötigte und damit zu finanzierende therapeutische Personal. Aktuelle Vorlage für eine

Personalbemessung bieten Instrumente, die in der Psychiatrie jüngst (weiter-)entwickelt wurden. Seit 2020 gilt die Personalausstattung Psychiatrie und Psychosomatik Richtlinie (PPP-RL), die Mindestvorgaben für den Personaleinsatz nach Behandlungsbereichen vorgibt. Die PPP-RL wurde aus der Systematik der Psychiatrie-Personalverordnung (Psych-PV) weiterentwickelt. Gleichzeitig wird fachlich über eine zur leitliniengerechten Behandlung sowie zur Erfüllung der Mindestvorgaben erforderliche Personalausstattung diskutiert.

Bei Annahme (mindestens) einer grundsätzlichen Vergleichbarkeit, ließen sich geltende Personalbemessungslagen sowie deren folgende Entwicklungsschritte zu Nutze machen. Wird die erforderliche Personalausstattung für den Behandlungsauftrag im Maßregelvollzug grundsätzlich an die Vorgaben für die psychiatrische Krankenhausbehandlung geknüpft, so werden auf der einen Seite hohe und fachlich plausible Standards und auf der anderen Seite einheitliche und anerkannte Finanzierungsgrundlagen geschaffen. Eine uneingeschränkte Vergleichbarkeit im Detail, insbesondere was die Verteilung zwischen den Berufsgruppen angeht, kann zwar nicht angenommen werden, was allerdings nicht gegen eine grundsätzliche Angleichung in der Quantität spricht. Eine solche Vergleichbarkeit könnte für die therapeutischen Berufsgruppen dem Grunde nach angenommen werden. Die Bedarfe (Minutenwerte je Pat. je Woche) könnten aus den Behandlungsbereichen für Regel- oder Intensivbehandlung aus den Schwerpunkten der Allgemeinen Psychiatrie (A1, A2) sowie der Behandlung von Abhängigkeitserkrankungen (S1, S2) abgeleitet werden. Ggf. könnte auch auf die teilstationäre Behandlung (z. B. A6) zurückgegriffen werden, wenn dieses Setting auch zur Unterbringung herangezogen wird. Wichtig wäre es, die dennoch bestehenden Unterschiede zur (sehr viel kürzeren) akutpsychiatrischen Behandlung zu berücksichtigen, die zwar keinen geringeren Behandlungsbedarf, aber einen anderen Behandlungsschwerpunkt und damit eine andere berufsgruppenbezogene Verteilung bedingen. Die Pflege wäre wegen ihrer zentralen Rolle im Sicherungsauftrag gesondert zu berücksichtigen.

Eine Finanzierung nach diesen Grundsätzen erscheint in ihrem Umfang nicht besonders fern von bestehenden Realitäten zu sein (▶ Kap. 8.3.1). Der wesentliche Unterschied ergibt sich aus den Sicherungsaufgaben des Maßregelvollzugs. Sicherung, die nach neuer Rechtslage nicht mehr überwiegend räumlich geschweige denn mechanisch erfolgen kann, muss vermehrt durch therapeutisches Personal geleistet werden.

Nicht zuletzt führen auch die im vorherigen Unterkapitel besprochenen (Fehl-)Anreize von nicht refinanziertem Mehraufwand zu dem Vorschlag, für Sicherungsaufgaben eine gesonderte Personalbedarfsermittlung vorzusehen. Eine solche Zusatzfinanzierung ließe sich pauschaliert etwa in Abhängigkeit vom patientenbezogenen Grad der Freiheitsentziehung abbilden. Auch regelmäßige, besonders personalintensive, Begleitungs- oder Betreuungsmaßnahmen ließen sich hierüber ggf. aufwandsgerechter refinanzieren.

Zudem ist auch zu empfehlen, nichtstationäre Formen der Unterbringung integriert in die Budgets der Träger mit aufzunehmen. Die ambulante Unterbringung ist durch ausreichende Finanzierung einer intensiven Behandlung und Betreuung zu stärken. So können in Eigenverantwortung der Träger wirksame Anreize gesetzt werden, die Dauer der stationären Unterbringung zu verkürzen, ohne auf eine hohe Ausstattung mit dem zur Behandlung und Unterbringung innerhalb und außerhalb der Einrichtung erforderlichen Personal verzichten zu müssen. Eine finanzierungstechnische Differenzierung zwischen Beurlaubungs- und Nachsorgestatus erscheint so nicht mehr erforderlich.

Eine Diskussion über geeignete Finanzierungsansätze sollte angesichts der deutlichen – auch finanzierungsrelevanten – Veränderungen durch die Novellierung des § 63 StGB dringend geführt werden. Möglichst einheitliche, transparente und integrierte Finanzierungsgrundsätze im Rahmen der bestehenden Budgetsystematik auf der einen Seite sollten das Ziel sein. Auch sind Finanzierungsansätze zu wählen, die grund- und menschenrechtlich geforderte Freiheiten genauso wie ein hohes Maß an Behandlungsqualität nicht nur ermöglichen, sondern gezielt einfordern. Hierzu scheint ein Finanzierungssystem für den Maßregelvollzug geeignet, das sich an den (personellen) Standards der psychiatrischen Krankenhausbehandlung verbindlich orientiert, zusätzlich dem individuellen personellen Sicherungsaufwand in einer graduellen Differenzierung Rechnung trägt und nichtstationäre Formen der Unterbringung stärkt.

Ja, ein Sonderopfer bedarf besonderer Finanzierung.

Literatur

Bundesministerium für Justiz und Verbraucherschutz (BMJV) (2015) Entwurf eines Gesetzes zur Novellierung des Rechts der Unterbringung in einem psychiatrischen Krankenhaus gemäß § 63 des Strafgesetzbuches und zur Änderung anderer Vorschriften. (https://www.bmjv.de/SharedDocs/Gesetzgebungsverfahren/Dokumente/RegE_Aenderung_Paragraph63StGB.html , Zugriff am 26.06.2020).

Jaschke H, Oliva H (2023) Kerndatensatz im Maßregelvollzug. ceus consulting, Alfter: veröffentlicht am 15.03.2023.

Kammeier H (2013) Fiskus und/oder Krankenkasse: Wer sollte eigentlich welche Kosten im Maßregelvollzug tragen? In: N Saimeh (Hrsg.) Das Böse behandeln. Berlin: Medizinisch Wissenschaftliche Verlagsgesellschaft. S. 169–186

Krüger R (2019) Finanzierungsrelevante Auswirkungen der jüngeren Rechtsprechung zur Zulässigkeit von Zwangsmaßnahmen auf die psychiatrische Krankenhausbehandlung. Recht & Psychiatrie 37: 219–227.

Müller JL, Salmeh N, Briken (2017) Standards für die Behandlung im Maßregelvollzug nach §§63 und 64 StGB. Nervenarzt 88: 1–29.

Muysers J (2019) Baustelle Maßregelvollzug. NeuroTransmitter 30(10): 37–40.